腸から始める妊活のススメ

生まれてくる赤ちゃんの健康まで考えた

ワニ・プラス

はじめに

「赤ちゃんが欲しい」と思ったら、まず腸を鍛えよう

「子どもは授かりもの」といいます。天から授かった命であり、授かったからには、大切に育てていくことが親の使命になります。

でも、簡単に授かるカップルがいれば、なかなか授からないカップルもいます。これも天が決めるのでしょうか。いいえ。違います。私は、腸の力が大きいと考えています。

腸には主に「消化」「吸収」「免疫」「排泄」「合成」「解毒」「浄血」という7つの役割があります。いずれも妊娠には不可欠な働きです。

妊娠に大事な栄養素は、「消化」と「吸収」によって子宮に送られていきます。

「免疫」とは、病気を防ぎ、治す人体システムのことですが、一方では老化予防や健康増進にも働いています。子宮や卵巣、卵子など妊娠に大事な組織の老化を防ぐには、

7つもある腸のはたらき

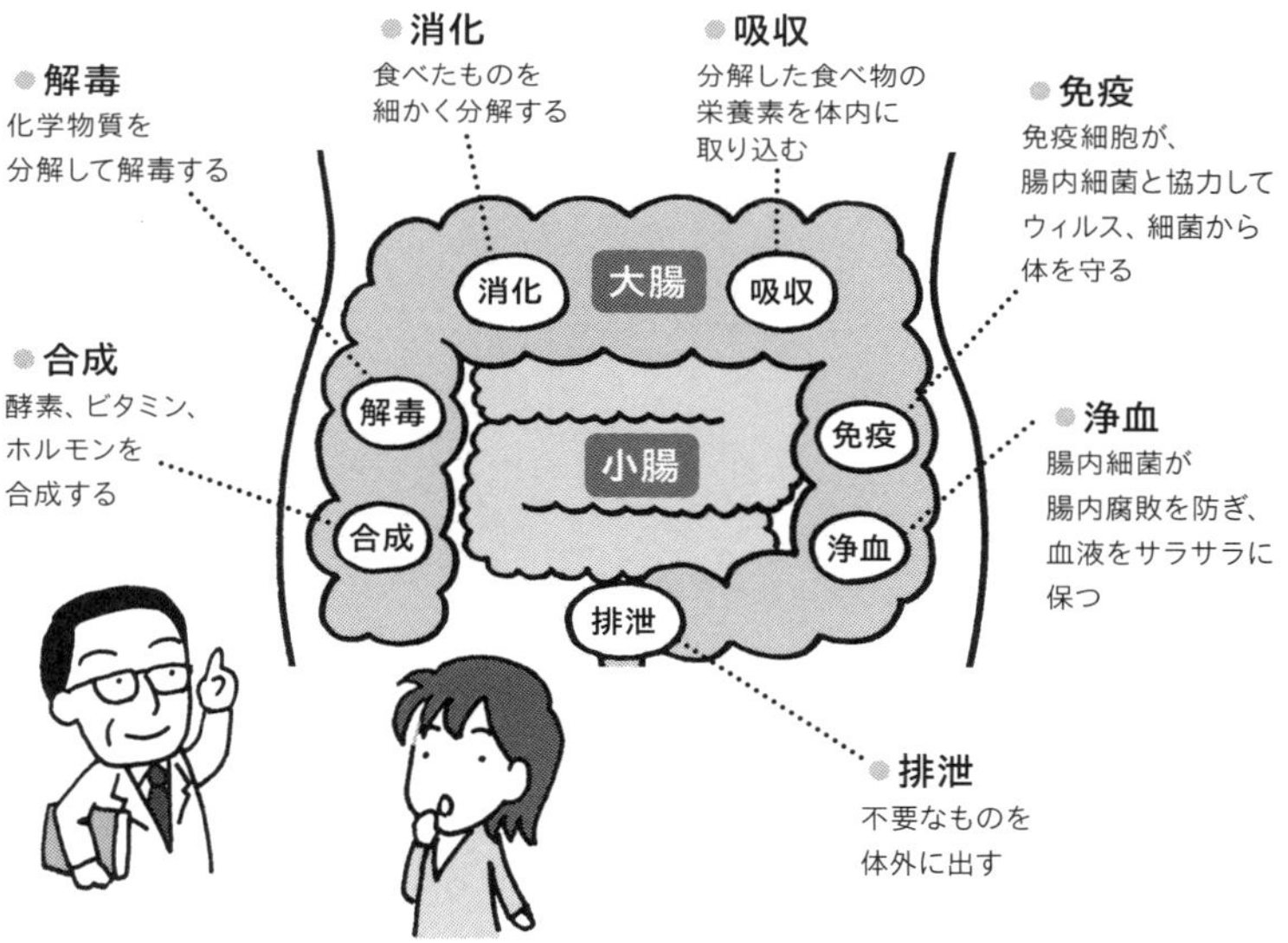

免疫力がしっかり働いていることが大事です。

「排泄」はその名のとおり大便を出すことです。本文でもくわしいことをお話ししますが、なかなか妊娠しにくい女性には、便秘症の人がたくさんいます。私は「排便力＝妊娠力」だと考えています。

「合成」とは、食べたものからさまざまな酵素やビタミン、ホルモンをつくる働きのことです。そこには、子宮の活性化や卵子の老化予防、ストレスの回避など、妊娠に欠かせない物質がたくさん含まれます。

「解毒」とは体にたまった有毒物

質や老廃物を外に出す働きのことです。最近では「デトックス」という言い方もされます。解毒を担う器官は、主に肝臓や腎臓と知られていますが、腸も重要なデトックス器官です。体内の毒素は約75％が大便とともに排泄されています。その毒素が排泄されずに体内をめぐれば、子宮や卵巣、卵子を傷つけ、妊娠を遠ざけることになります。

「浄血」も腸の大事な役目です。血液には、流されてくる成分を選別する働きはありません。栄養成分の入り口となる腸の状態や環境が、血液の質に大きくかかわります。腸がきれいならば血液もきれいになり、腸に有害物質が多いようだと血液も汚れます。その有害物質は、子宮や卵巣の細胞を傷つけ、卵子を老化させることになるのです。

今、不妊治療を受けている女性の大半が、「不妊になる障害はない」と医師に診断されているといいます。子宮や卵巣、卵管に妊娠をはばむ障害は見つからないのに、妊娠にいたらない理由は何でしょうか。

医療の現場では「卵子の老化」だとされています。そして老化の原因は、加齢です。しかし、加齢はどんなときも老化の直接の原因にはなりません。卵子で説明するならば、細胞を老化させる物質が血液を介して体内をめぐり、その老化促進物質によるダメージが長い期間をかけて卵子に蓄積していくことによって老化が起こるのです。

この老化促進物質をつくり出すのも、反対に、血液を浄化して栄養素や酸素の豊富なきれいな流れを生み出すのも、腸なのです。そして、腸のなかで7つの役割すべての中心的働きをはたしているのが「腸内細菌」です。

妊娠を望むならば、何よりもまず腸内細菌に目を向けることです。妊娠のための活動を「妊活」というならば、腸内細菌のための活動は「腸活」です。この腸活あってこそ、天からの授かりものを自らの胸に抱きとめることができるのです。

腸活は、健康で丈夫な赤ちゃんを産んであげるためにも大事です。腸活によってお母さんが良好な腸内環境を築いていることが、子どもの生涯の健康を左右することにもなるからです。妊活を始めたら、腸をきれいに保つことは、親になる者の最低限の責任です。これについては、第2章でくわしくお話ししましょう。

私が本書を書こうと決めたのは、実はお母さんが腸活をしておかなかったために、誕生後、子どもが病気になっているケースが、非常に増えているからです。その1つがアレルギー性疾患です。アレルギーは腸活の重要性と正しい方法を母親が知り、実践することで防げる病気なのです。だからこそ、妊娠する前に、多くの女性に腸活の重要性を知っていただきたいのです。

なお、妊娠は女性だけの力では成り立たず、パートナーの力も重要です。第3章は男性に向けて書きました。ぜひ、パートナーと一緒に読んでいただきたいと思います。

それでは、「妊活に必要な腸活の話」を始めることにしましょう。愛らしい赤ちゃんをその胸に抱くために、この本をどうかお役立てください。

もくじ

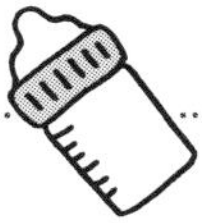

はじめに……2

1章 腸がよければ、妊娠力も上がる……11

「子宮」の祖先は「腸」である
6組に1組のカップルが不妊症
35歳を過ぎると自然妊娠率は1割に
立派な大便は妊娠力のバロメーター
有毒ガスが子宮や卵子を傷つける
仲間が増えると悪玉菌は悪くなる
脂ギトギトの食事で妊娠力も低下
私たちの心身は細菌とともにある
「超清潔志向」が妊娠できない人を増やす
西洋医学では越えられない壁
母親の腸内細菌が子に受け継がれる
「バッチイものにさわらない」はダメ
温水洗浄便座愛用者は不妊になりやすい
発展途上国に不妊症がないのはなぜ？
土壌菌も悪玉菌も大事な仲間
土壌菌が野生性をよみがえらせる
ストレスは妊娠を遠ざける
腸内細菌が幸福感をつくる

2章 母の腸内フローラがわが子の健康を決める……59

母の腸内細菌は
わが子への一生もののプレゼント
アレルギーはなぜ起こるのか

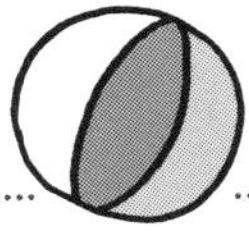

「親心」が子どもの免疫力を弱くする
赤ちゃんはハイハイで腸内フローラを育てる
バッチイ遊びがアレルギーを防ぐ
「すみついてもいい菌」は腸が決めている
第1子はアレルギー体質になりやすい
腸内フローラを育てると
子どもがかしこく、優しくなる
「3歳までの英才教育が大事」はウソ
自閉症と中耳炎の意外な関係
手洗いをしすぎると風邪を引きやすくなる

3章 男たちよ。ちゃんと男性力を発揮していますか？……93

日本人の性がアブナイ！
一緒に寝て、なぜ何もしないの？
精子が減っているのは、なぜ？
メスは強いオスがお好き
「セックス」と「妊娠」を切り離そう
デートを楽しむ夫婦は妊娠しやすい
セックスを旺盛にする前頭葉の鍛え方
腸内細菌はときめきのもとでもある
精子は寒いところが好き
男と女では求めるものが違う

4章 腸を元気にして、妊娠力を高める「食」習慣……119

ミトコンドリアエンジンと解糖エンジン
卵子や精子が老化しやすい理由
「白い糖質」は卵子を老化させる
腸のなかに「水素バー」をつくる
〝若返り剤〟は野菜のなかにある

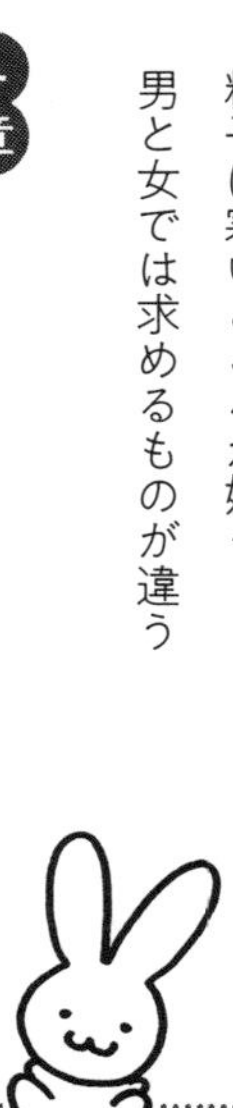

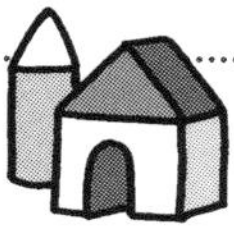

現代人をミイラ化させる悪玉物質ＡＧＥ
ＡＧＥを発生させない食べ方
「白菜と豚肉の鍋」よりも「ちゃんこ鍋」
食物繊維が不足すると「腸もれ」が起こる
腸のなかは掃除できる
サプリメントより
「菌が生きている味噌」を買いなさい
妊活によい味噌の選び方
イソフラボンは本当に妊娠によいのか
週に1回「ステーキの日」をつくろう
油のとり方で細胞の質が変わる
カップ麺、レトルトカレーはやめなさい
「亜鉛」はセックスミネラル
酒は「2杯まで」なら妊娠力を高める

5章 生活・考え方を変えれば、妊娠力も変わる …… 167
女性の「冷え」は妊娠を遠ざける
「ピンクの部屋」で過ごすと女性は若返る
口角アップで妊娠力もアップ
笑いは性本能をよみがえらせる
「大声で1時間笑う」のすごい効果
イメージトレーニングで妊娠力をアップ
激しい運動は妊娠を遠ざける
妊活の決め手は朝のすごし方にある
妊活に焦りは禁物です

おわりに …… 188

1章

腸がよければ、妊娠力も上がる

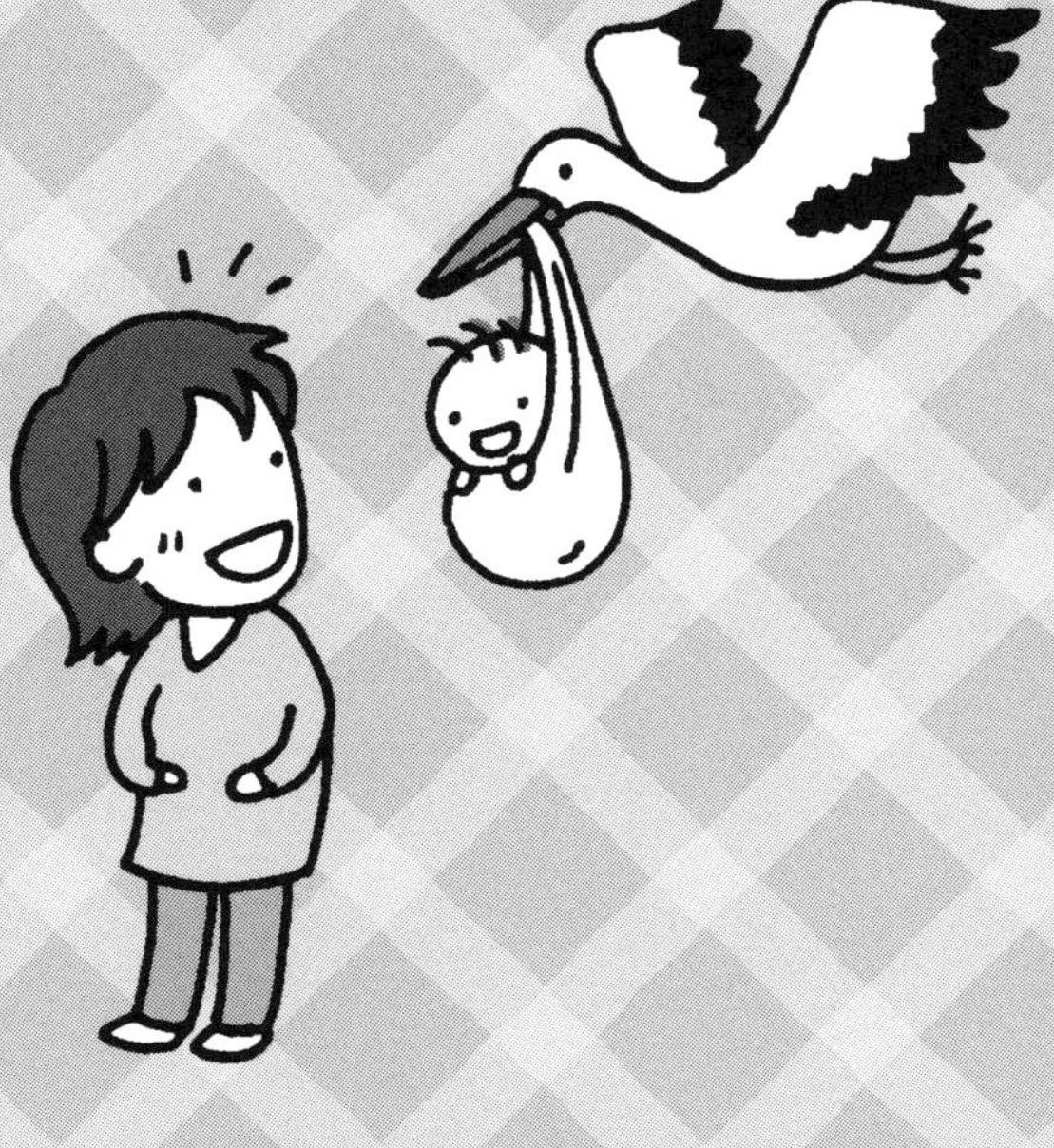

「子宮」の祖先は「腸」である

なぜ、腸が健康になると、妊娠しやすくなるのか――。

「そもそも」のそんな話から始めてみましょう。

私たちの祖先をずーっとはるか昔までさかのぼっていくと、「腔腸《こうちょう》動物」にたどり着きます。「腔腸動物？　なんだそれ」と思いますよね。ヒドラやイソギンチャク、クラゲなど、水のなかでゆるゆると心地よさそうに揺れているあの動物たちです。

腔腸動物は、脳も心臓も持ちません。あるのは腸だけです。腸があらゆる臓器の役割をはたしています。考えるのも腸のなかです。私たちの脳で働く「ニューロン」という神経細胞が、最初に現れたのも腔腸動物の腸でした。

子宮や男性器などの生殖器も、腸からわかれてつくられている臓器です。

それは、胎児の成長を見るとよくわかります。

8週目の胎児には、もともと腸だった組織にくびれができ、腸が2つにわかれて、「尿直腸ひだ」ができます。その腸からわかれた部分は、やがて生殖器になる「生殖結節」と、膀胱になる部位へとさらにわかれます。

この「生殖結節」が、それぞれ女性器と男性器へと発達していきます。つまり、男女の生殖器は、腸管を仕切ってできあがっているということです。

そのためか、腸と生殖器の働きは、現在も強く連動しています。

それは、「自律神経」を見るとよくわかります。私たちの生命活動は自律神経によって調整されています。自律神経には、活動時に優位に働く「交感神経」と、リラックス時に優位になる「副交感神経」があります。心臓や肺は交感神経が優位になると、働きを活発化します。これに対し、腸は副交感神経が優位になると活性化します。

そして、子宮や男性器などの生殖器も、副交感神経の優位時に働きを活発化させる臓器です。つまり、腸が元気なときには、子宮も活動力を高めているということなのです。

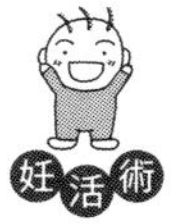

腸を元気にすれば、子宮の働きもよくなる

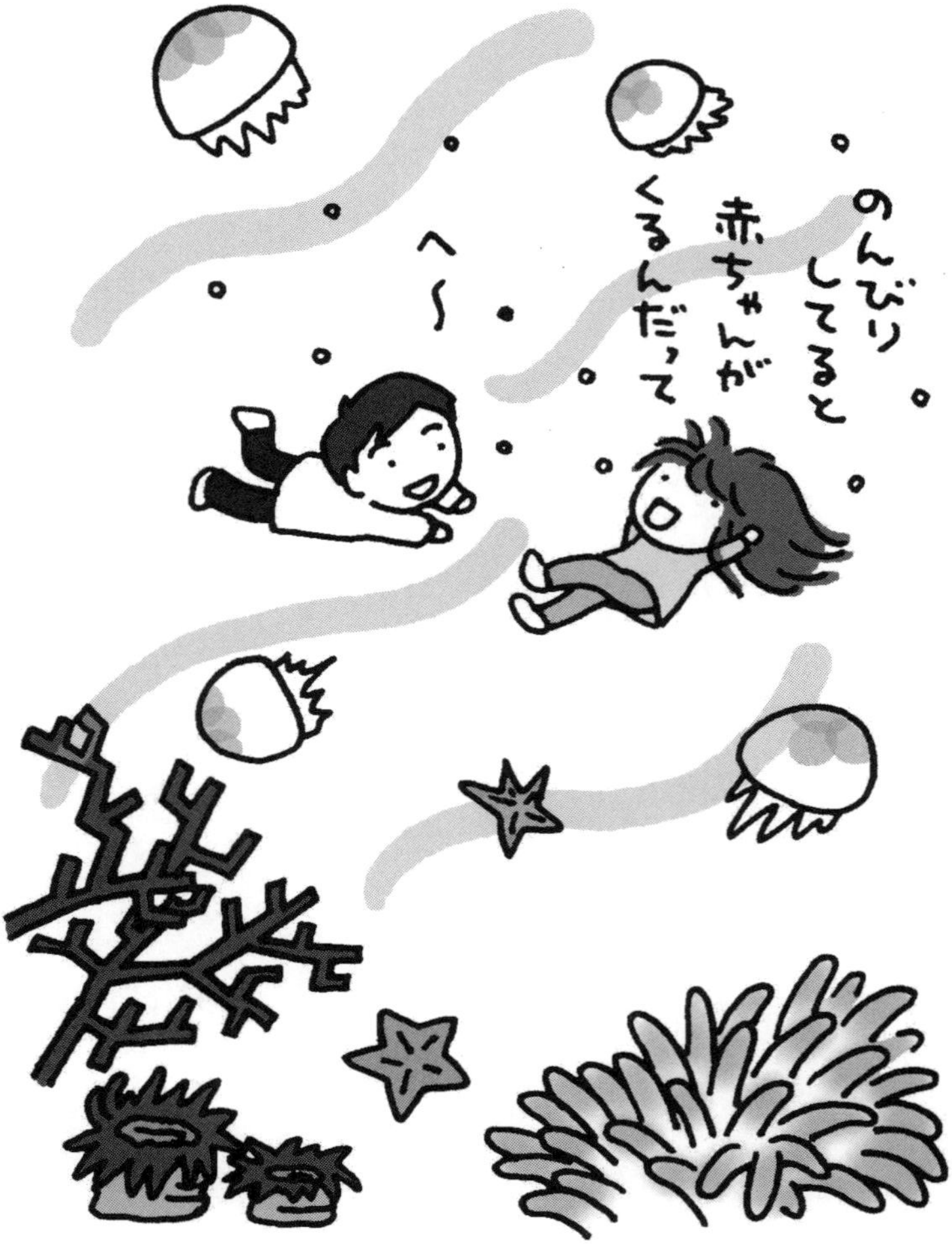
のんびりしてると赤ちゃんがくるんだって
へ〜

6組に1組のカップルが不妊症

今、赤ちゃんが欲しいのに妊娠できないカップルは、6組に1組もいるとされています。出産が高齢化し、子どもを望んだときにはすでに妊娠しにくい体になっていることが最大の問題点とされています。

でも歳をとるって、「人生経験を積む」ということ。ステキなことですよね。ところが〝妊娠〟となると、それがマイナスになってしまう。どういうことでしょうか。

赤ちゃんの卵ともいえる卵子は、女性の卵巣にあります。そのすべては母親の胎内にいる間につくられたものです。胎生時に700万個もあった卵子は、出産時には200万個弱にも数を減らします。その後、思春期に入り、妊娠できる体になったころには、およそ30万個ほどに減ってしまっています。

このうち、排卵される卵子は、生涯でわずか400〜500個です。原則として、毎月1個しか排卵されないためです。他の卵子は、1日に数十個ものハイペースで消え去る運命にあります。そして、卵子が1000個を切ったとき、女性に月経は訪れなくなります。

現在、女性が初めて赤ちゃんを産む年齢は、平均で「30・7歳」と厚生労働省「人口動態統計２０１５年」は示しています。第２子は「32・5歳」、第３子は「33・5歳」です。これに対し、１９７５年は第1子の出生時の平均年齢は「25・7歳」、第2子は「28・0歳」、第３子は「30・3歳」。30年前の女性が第３子を産んだ年齢を、現代の女性の初産年齢は、上回っています。

卵子は、卵巣やその周辺の細胞たちに大事に守られています。しかし、人の細胞は何もしなければ老化します。細胞が老化し、卵子を守る力が衰えれば、卵子の劣化も進むことになります。一度老化した卵子は、若返ることはない、というのが、現在の医療の常識です。これが、不妊と女性の高齢化が結びつけて考えられる理由です。つまり妊活には、卵子をできるだけよい状態に保つのが大事となってくるわけです。

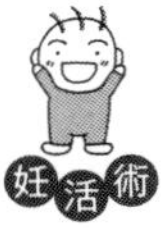

細胞の老化を遅らせて、妊娠力を高める

35歳を過ぎると自然妊娠率は1割に

今、体外受精で誕生した子どもの割合は、約20人に1人になると報告されています。学校のクラスに1～2人は体外受精で生まれた子がいる計算ですね。

体外受精とは、簡単にいえば、卵子と精子を体外で受精させて、女性の子宮に戻す不妊治療の1つです。日本は不妊治療の先進国です。医療技術は日に日に進化し、たくさんのカップルが赤ちゃんを授かることに貢献してきました。

ただし、その成功率は100％ではありません。不妊治療は、医療技術がどんなに進化しても完全にはならないでしょう。「治療を受ければ、絶対に赤ちゃんを授かれる」という〝魔法の医療〟ではないことを、みんなが知っておくのも重要なことです。

2015年に国内で実施された体外受精の件数は、42万4151件でした。このうち、出産に結びついた赤ちゃんは5万1001人です。過去最多の成功数と日本産科婦人科学会は報告しています。でも、喜びの涙を流せたのは約8～9組に1組のみ。けっして高い確率とは言えません。

なぜ、つらくて大変で、しかも高額な治療を続けながら、妊娠できない現実があるのでしょうか。男性の問題は第3章でお話しすることにして、女性の問題点からいえば、やはり卵子の老化、そして卵子をとりまく器官や子宮を形成する細胞の老化が主な原因と考えていいでしょう。

女性は35歳を過ぎると、自然妊娠の確率が10~15%に減少すると報告されています。これは、月に1度の排卵日にセックスするという条件での成功率です。この成功率は、20代後半の女性でも20~30%でしたが、わずか10年で半減します。そして40代後半になると、自然妊娠の可能性はわずか1~5%まで落ち込みます。

ただし、40歳を過ぎても妊娠率がゼロになるわけではありません。私の研究室にかよっていた女性編集者は、43歳で初めての妊娠をしました。自然妊娠です。私のアドバイスにしたがい、腸によい生活を送り続けたなかでの喜びの報告でした。

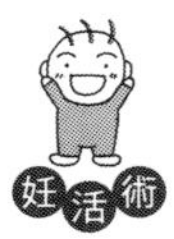

不妊治療が「完全」でないことを知る

不妊治療にもいろいろある

一般不妊治療

・タイミング療法
排卵日を予測し、その日にあわせてセックスする

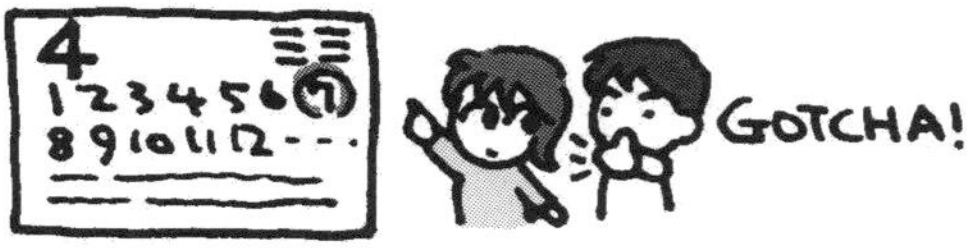

・人工授精
パートナーの精液を女性の子宮に流す。
そのままの精液を入れる方法と
洗浄濃縮して
質のよい精子を
入れる方法がある

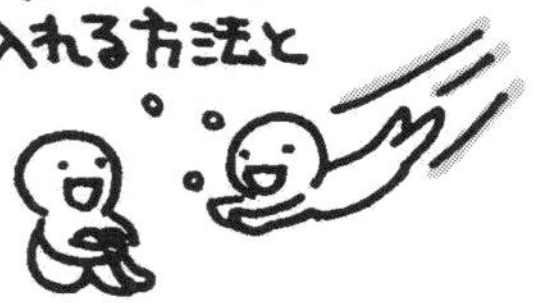

生殖補助医療

・体外受精
採取した卵子と精子を
同じ容器に入れて
受精させ子宮に戻す

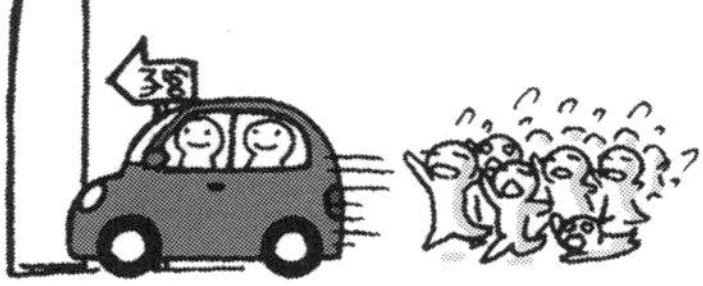

・顕微受精
採取した卵子に精子を
1つ入れて受精させ
子宮に戻す

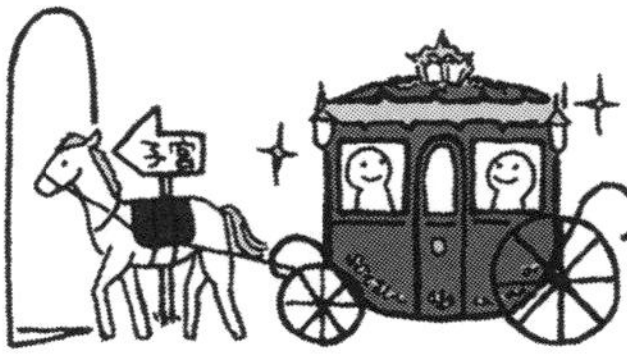

立派な大便は妊娠力のバロメーター

30代で排卵される卵子は、30年以上、卵巣のなかで眠り続けていた卵です。40代で排卵される卵子は、40年以上、卵巣のなかでジーッと出番を待っていたことになります。

人の体は、何もしなければ、老化をまぬがれません。「25歳はお肌の曲がり角」と、よくいいますね。人の体は25歳を過ぎると老化が始まるからです。老化は、肌だけに起こるのではありません。体全体で起こっています。

あなたが生まれる前からともにある子宮や卵巣、卵子などにも、老化は当然生じています。人が生きているかぎり老化は避けられません。しかし、そのスピードは人それぞれです。このスピードをできるだけ遅らせ、卵子をよい状態に保つこと。そして、子宮などの生殖器の細胞の劣化を抑えていくこと。これは医療にはできない、自分自身の力で行うところです。

そこでまずは、体内から老化促進物質を排除することから始めましょう。

細胞の老化を引き起こす物質の1つに「インドール」があります。インドールとは、一部の腸内細菌がたんぱく質を分解する際に生じる腐敗物質です。俗に「大便臭」と呼ばれるにおいのもとです。この腐敗物質を含む大便は、鼻をつまみたくなるほどのくささです。

インドールはふつう大便やオナラと一緒に外に出されます。つまり、ウンコやオナラがくさい人は、老化促進物質が体中で充満していることを表します。大腸のなかで発生したガスは、大便やオナラにまじって出ていく一方、体内にも吸収されるからです。それが血管や身体各部の細胞を傷つけ、老化をうながしていくのです。

とくに、腸と隣りあって存在している生殖器は危険です。インドールの影響を直接的に受けやすい状態にあるからです。ですから、妊娠力を高めるには、まずはインドールなどの老化促進物質が腸内で大量に発生しないようにすること。そんな腸内環境を築くことが大切です。

インドールの発生量が多いのは、便秘の腸です。反対に、少ないのは快便の腸です。つまり、毎日、立派な大便を出すことが、卵子を老化から守る第一歩なのです。

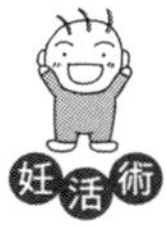

快便が卵子の老化を防ぐ

便秘の人ほど卵子が劣化しやすい
～インドールを減らして妊娠しやすい体質に！～

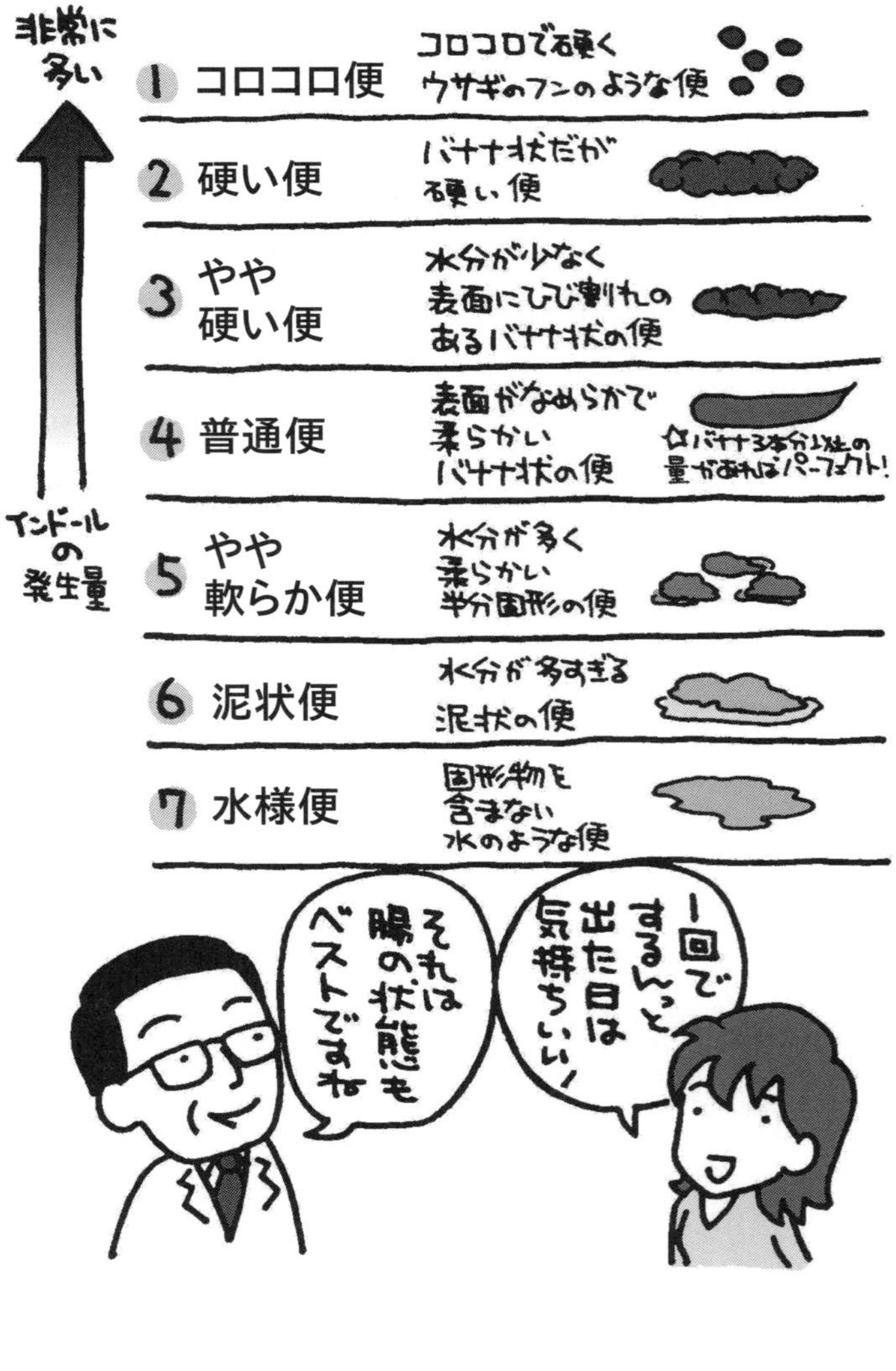
非常に多い
インドールの発生量
1 コロコロ便
コロコロで硬く ウサギのフンのような便
2 硬い便
バナナ状だが 硬い便
3 やや硬い便
水分が少なく 表面にひび割れの あるバナナ状の便
4 普通便
表面がなめらかで 柔らかい バナナ状の便
☆バナナ3本分以上の量があればパーフェクト!
5 やや軟らか便
水分が多く 柔らかい 半分固形の便
6 泥状便
水分が多すぎる 泥状の便
7 水様便
固形物を 含まない 水のような便
1回で するんっと 出た日は 気持ちいい!
それは 腸の状態も ベストですね

有毒ガスが子宮や卵子を傷つける

腸で発生する腐敗物質は、インドールだけではありません。スカトールや硫化水素、アミンなども発生します。いずれも細胞を傷つける原因物質で、がん細胞が発生する一因にもなる有毒な物質たちです。

たとえば硫化水素は、有毒ガスの一種であり、大量に吸い込むと中毒死を起こします。自殺に使われるケースもありますが、絶命するまで非常に苦しむことになります。そうした有毒ガスが、便秘症の腸では微量ながらも発生し、隣接する子宮や卵巣を傷つけています。

こうした老化促進物質は、腸内環境が悪化しているときに大量に発生します。

私たちの腸には約200種類(分類のしかたによっては1000種以上)、100兆個という大変な数の菌がすみついています。腸内環境を築いているのは、この腸内細菌たちです。

腸内細菌は、「善玉菌」「日和見菌」「悪玉菌」に大きくわけて語られます。

善玉菌は、私たちの健康によいことをたくさんしてくれる菌たちです。細胞の若返りにも重要な役割を担っています。

日和見菌は、その名のとおり、善玉菌と悪玉菌の形勢をうかがい、有利なほうの味方をする菌たちです。この日和見菌がどちらに味方するかによって、人の健康状態はまったく違ってきます。妊娠力も、日和見菌が握っているといっても過言ではないでしょう。なぜなら、腸内細菌のおよそ7割を日和見菌が占めているからです。日和見菌を善玉菌の味方につけることができたなら、腸内環境は非常によくなり、排便力も高まります。

そして悪玉菌は、一般に体に悪いことをするといわれる菌たちです。卵子を劣化させるインドールや硫化水素などの老化促進物質をつくるのも悪玉菌たちです。

ただし、悪玉菌も私たちの腸には必要な菌なのです。たとえば、悪玉菌の代表といわれる大腸菌は、外から病原菌が侵入してくると、まっ先に敵との戦いに乗り出す番兵のような働きをしています。

また、腸内細菌には野菜や果物に含まれる食物繊維をエサにして、ビタミン類を合成する働きがあります。悪玉菌もその役割を担っています。人は、野菜や果物を食べても、自らの力でビタミン類を合成できません。腸内細菌たちがかわってそれをしてくれているのです。ビタミン類のサプリメントを飲む人は多いでしょう。でも、いくら高価なサプリメントを飲んだところで、腸内細菌の数や働きが貧弱ならば、そのまま便となって流れ出てしまいます。つまり、サプリを飲む前に腸内環境を整えることが先なのです。

さらに、悪玉菌は免疫力にもかかわります。免疫とは、病気を治し、防ぐための人体システムです。免疫力が健全に働いていてこそ、私たちの健康は守られ、病気を治すこともできます。人の老化防止に働くのも免疫です。つまり、免疫力が高ければ卵子や子宮の老化も防げ、妊娠力も高まります。その中心を担う免疫細胞や組織は、約7割が腸にあります。そして免疫細胞たちは、腸にほどほどの悪玉菌がいてこそ活発に働く性質があるのです。

こんな大事な悪玉菌が、なぜ、一方では老化促進物質をつくり出してしまうのでしょうか。答えは、「あなたがそう仕向けている」からです。悪玉菌たちが老化促進物質をたくさんつくり出してしまう原因のすべては、あなたの暮らし方のなかにあります。

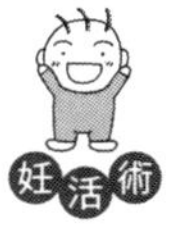

悪玉菌を〝悪者〟にするような暮らし方をしない

仲間が増えると悪玉菌は悪くなる

ほどほどの数の悪玉菌は腸に必要です。でも、数を増やしすぎると腸内環境を悪化させる〝悪い子〟に変貌します。一人ならいい子なのに、仲間とつるむと悪さばかりする子が人間社会にもいますね。悪玉菌もそれと同じ。そんな子たちが悪さをする根底には、周囲の大人に理解してもらえない寂しさがありますが、これも同じ。悪玉菌が数を増やして腸内環境を悪化させる原因は、人が悪玉菌を正しく導くよう働きかけていないからです。

第1の問題は便秘です。悪玉菌を〝悪い子〟にしたくないなら、大便を大腸に長くとどめないこと。大便をエサに悪玉菌が仲間を増やし、腐敗物質を大量につくり出すからです。

不妊症の女性には、便秘がめだちます。便秘は生活のしかたをかえるだけで改善できるものです。それにもかかわらず、大便が毎日出ないのは暮らし方に問題があるから。「赤ちゃんができない」と悩む前に、できることがあります。それは便秘をしっかりと治すること。薬に頼っていては、便秘を悪化させるだけです。生活を変え、自然のお通じを得ることです。

そのためには、水をしっかり飲むこと。健康な大便は、約60％が水です。肛門からスルリとすべり落ちるようなほどよい硬さの立派な大便をつくるには、水が必要です。とくに、カルシウムとマグネシウムが豊富な超硬水がおすすめ。これらのミネラルには、腸の動きをよくし、大便の水分量を増やす作用があるからです。硬度1000以上の超硬水を1日に1・5リットル、日中に飲むようにしてみてください。

もう1つには、腸内細菌です。大便の60％は水分ですが、20％は腸内細菌やその死がいで、約15％が腸壁からはがれ落ちた粘膜細胞です。食べ物のカスは、わずか5％程度。つまり、固形部分の半分は腸内細菌なのです。

腸内細菌の数を増やせば、大便も大きく育ち、便秘になることはありません。そのためには、食べ物が重要。あなたが食べたものが、腸内細菌たちのエサになるからです。どんな食べ物が腸内細菌を増やすのかについては、第4章でくわしくお話しします。

この2つのポイントを実践するだけで、便秘はほぼ改善します。

女性は、女性ホルモンの作用のためにもともと便秘になりやすい体質を持っています。女性ホルモンの1つである黄体ホルモンは、大便を移動させる大腸の蠕動《ぜんどう》運動を抑えてしまう働きがあるからです。ですから、黄体ホルモンの分泌量が増える排卵時から月経時の間に、女性は便秘になりやすくなるのです。

だからこそ、この時期にはとくに意識して良質の水をしっかりと飲み、腸内細菌によいエサをたっぷり与えてあげることです。しかも、この時期は受精卵が着床するかどうかの大事なときですよね。水には生理活性能力があり、体内環境を整える働きもあります。ところが、加熱殺菌すれば水の生理活性が落ち、水道水のように殺菌剤の塩素を加えれば、腸内細菌に悪影響を与える水に変わってしまいます。ですから、「非加熱」でもおいしく飲める「天然水」で、血液と同じ「アルカリ性」の水を選んで飲みましょう。

良質の天然水をしっかり飲んでいると、血流がよくなって栄養素をたっぷりと子宮に送れるとともに、体にたまった毒素も大便や尿と一緒に出ていきます。お母さんが体内を浄化しておくことは、未来の赤ちゃんの健康を左右することにもつながります。

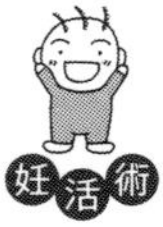

天然の超硬水を1日1・5リットル飲む

妊活に効く水の飲み方
～これで便秘もすっきり解消～

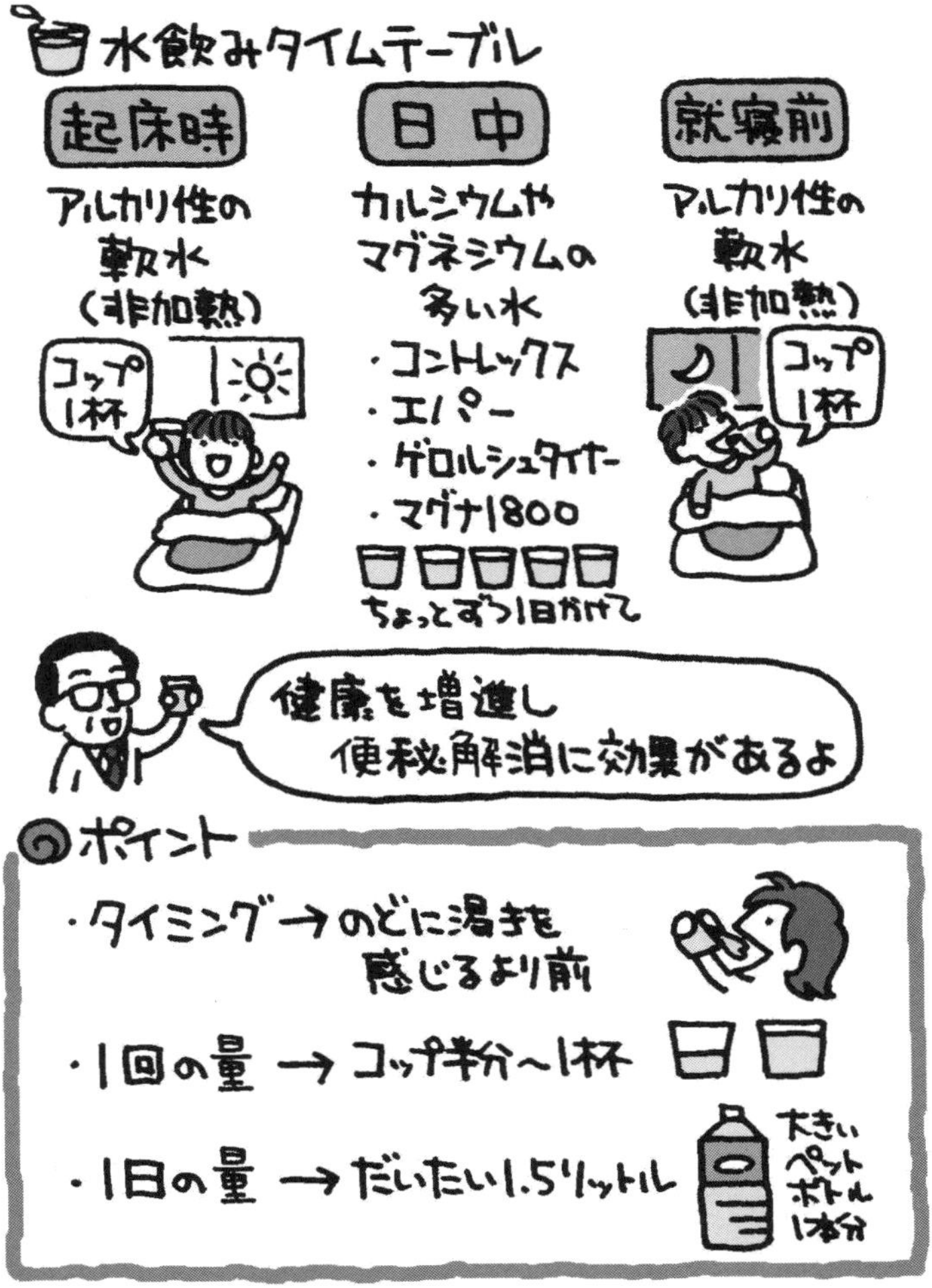

脂ギトギトの食事で妊娠力も低下

悪玉菌を〝悪い子〟にしてしまう第2の問題は、悪玉菌の大好物ばかり食べることです。あなたが食べたものが、腸内細菌のエサになることはお話ししました。何が大好物かは、細菌によって違ってきます。大好きなエサをたくさん食べられる細菌は、繁殖力を高め、仲間をどんどんと増やしていきます。

悪玉菌の大好物は、動物性の脂肪やたんぱく質などです。脂身たっぷりの焼き肉、油でギトギトの揚げ物、生クリームたっぷりのスイーツ、コッテリしたスープのラーメン、ハンバーガーなどのファストフード……。みなさんが「体に悪いよな」とちょっぴりの罪悪感とともに食べるそれが、悪玉菌の大好物なのです。

こうしたものを毎日のように食べる人は、悪玉菌優勢の腸をつくって老化促進物質を大量に発生させています。つまり、はからずも卵子を老化させていることになります。

そもそも、腸は汚れやすい環境にあります。腸のなかの温度はだいたい37度に保たれ、細菌たちの栄養になる食べ物が定期的に入ってきます。しかも、湿度も高く保たれています。これは、真夏の生ゴミ置き場と同じ状態です。悪玉菌は、腐敗を起こす菌たちです。そんな腐敗菌の大好物が高温・高湿度の環境に置かれれば、ものすごいスピードで腐り、とんでもないにおいを発するようになりますよね。

腸でも同じです。悪玉菌の大好きな動物性の脂肪やたんぱく質は、悪玉菌のエサとなって大増殖させ、インドールや硫化水素などの有害ガスを増やすことになるのです。

では、腸内細菌のエサになる食べ物を変えたらどうでしょうか。腸内細菌の変動は、食事を変えるだけで24時間以内に起こってきます。善玉菌の大好物を1日3食食べるようにすれば、たった1日で善玉菌が優勢に腸の勢力図が塗りかわってきます。2週間もたてば、すっかり善玉菌が主導する腸になっているでしょう。それは、老化促進物質を発生させないだけでなく、妊活によい物質をたくさんつくり出すステキな腸なのです。

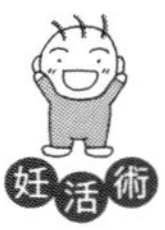

脂がギトギトの食事はしない

私たちの心身は細菌とともにある

人は、ときに自分一人で生きているような孤独を感じることがあります。「赤ちゃんができない」という悩みを抱える女性たちは、ひときわ強く孤独感を覚えてはいないでしょうか。

しかし、私たちは決して一人ではありません。近年の世界的な研究により、人は腸内細菌に健康状態を左右されるだけでなく、思考や幸福感まで影響されていることがわかってきました。「ヒト＋共生菌＝自分」だということです。

たとえば私のこの体は、私と共生菌の共有物です。私の腸内細菌などの共生菌は、私の体でしか生きられません。「私の死＝共生菌の死」を意味します。ですから、本当のところ、細菌たちは宿主である私たちの健康増進のために働きたいのです。それが自分たちの生きる唯一の道だからです。

人の体には、一般に100兆個以上もの細菌がすみついています。腸には約100兆個、口のなかには約1兆個、肌には約1000億個、胃には約1000万個という数の細菌がいるのです。そのすべての細菌が遺伝情報を持っています。一方、人の体細胞は約37兆個です。このうち、核（DNA）を持つ細胞は約11兆個のみです。

つまり、遺伝情報を持つ細菌およそ100兆個に対し、私たちの体細胞で遺伝情報を持つのはわずか約11兆個のみ。遺伝情報を持つ細胞数で比較すれば、私たちの体は約9割が細菌で、約1割がヒトということになるのです。

遺伝情報は、病気や性格に影響をおよぼします。そう考えれば、共生菌は、健康状態だけでなく、思考や性格まで左右していると考えるのが自然なのです。

腸内細菌研究の第一人者、光岡知足・東京大学名誉教授は「腸のなかに別の臓器があるようなものだ」と語りました。私は腸に「もう一人の自分」がいると考えています。その「もう一人の自分」は、あなたの心身の健康とともに妊娠力を高める心強い同志です。人はいかなるときも一人きりではありません。腸のなかにいる「もう一人のあなた」は、大事にさえしてあげれば、あなたを妊娠に導いてくれる大事な友人なのです。

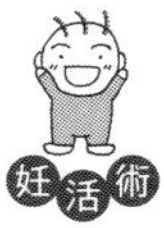

腸にすむ「もう一人の自分」を知る

「超清潔志向」が妊娠できない人を増やす

日本で、不妊症や少子化の問題が語られるとき、女性の社会進出が必ず話題にされます。社会で活躍する女性が増える一方で、結婚年齢も上がって、妊娠のベストタイミングを逃してしまうことが、不妊カップルを増やす最大の問題点ともされています。

「あと10年早く治療に来ていれば、もっと簡単に妊娠できていただろうに」

どうにもならない現実を医者につきつけられ、傷つく女性は大勢います。年齢が高くなるほど、男女ともに妊娠しにくい体になるのは確かです。ただ、不妊症に悩む人がこれほど増えているのには、もっと根源的な原因が日本社会に潜んでいるのではないでしょうか。

私は婦人科医ではありません。専門は感染免疫学です。その立場から今、日本で起こっていることを俯瞰《ふかん》すると、1つの重大な問題が浮かび上がってきます。それは、日本人のすさまじいまでの「超清潔志向」です。私は、大勢の女性たちを苦しめる不妊症の問題にも、この超清潔志向がからんでいると考えています。清潔志向が過ぎると生殖能力を失うのは当然の結果だからです。

過去に日本では、身の回りを清潔にすることでコレラなどの感染症を追放した歴史があります。医療の発達や栄養の改善、環境の清潔化で長寿国を実現したのも事実です。

しかし、これには程度と速度の問題がつきまといます。行き過ぎれば人の生命力を軟弱化させ、急速に「生物として子孫を残せない」現象を導き出すのです。

私たちの身の回りには、たくさんの種類の洗剤類や、菌を排除するための殺菌剤・抗菌剤・除菌剤があふれています。日本ではそれらが日々大量に消費されています。私は日本人のそんな超清潔志向こそが、不妊症の増加や少子化を招いている最大の原因と考えます。

私たちの体には１００兆個以上の細菌がいるのですよ。身の回りの菌を排除して、腸内細菌だけ健康でいられるはずがありません。身の回りの微生物の存在を許さないような「超清潔社会」は、腸内細菌の活動力を低下させ、人の生物としての生殖能力を弱くするのです。

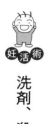

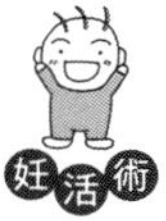

洗剤、殺菌剤、抗菌剤、除菌剤の乱用をやめる

西洋医学では越えられない壁

私は、先進的な不妊治療を否定したいのではありません。妊娠できない理由はカップルによって異なり、それを改善するための医療は大事なこととも思います。

しかし、医療では越えられない壁があることも、医者の一人である私はよく知っています。現在の生殖補助医療は、西洋医学をもとにしたものです。西洋医学は、疾病をヒトから切り離し、その要因のみを理論的に追究し、治療の対象としてきました。

その結果、西洋医学は今日まで非常な勢いで発展し、人類にはかりしれない恩恵を与えてきました。その目覚ましい発展は、病因さえ発見すれば、すべての疾病の予防と治療は、おのずから解決されるという思想を生みました。

このように疾病の「単一要因説」は華々しくデビューしました。しかし、複雑な環境下で生活する人間の疾病原因を、一律一様の病因に求めるのは難しいことでもありました。

実際、西洋医学は大きな壁にぶつかっています。疾病の原因を単一要因で解決できない時代に入っているからです。現代に生きる私たちに残された深刻な疾病、とりわけ、がんとアレルギーは、西洋医学だけではとうてい解決できない疾病であることはみなが知っています。「赤ちゃんが欲しいのに妊娠できない」という不妊症の問題も、単一の要因が引き起こしているのではないことは明らかです。

人の体は自然の一部です。妊娠もまた自然の営みの1つです。それをはばむ理由は、人間の体内だけでなく、周囲の環境とも複雑にからみあったものなのです。

東洋医学では、疾病をヒトと一体のものと考えます。自然のなかで疾病をとらえようとするため、疾病そのものを理論的に分析できず、西洋医学のような急速な発展は望めませんでした。今も日本の医学界には、「ヒトと自然は一体である」とする東洋医学的な思想を下に見る風潮があります。しかし、ヒトこそ腸に無数の細菌をすまわせた自然の一部であることを自覚せずに、人類の未来に明るさはあるのでしょうか。

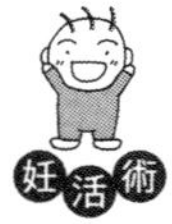

自らも自然の一部であることを自覚する

母親の腸内細菌が子に受け継がれる

生殖補助医療をくり返し受け、希望を叶えられていない女性は、医学の超えられない壁をとてつもなく高く感じているでしょう。しかし、あなたの腸には、新たな命を切実に望んでいる「もう一人の自分」がいることを忘れないでください。腸内細菌たちです。心から妊娠を望むのならば、腸内細菌たちにもっと頼ってはいかがでしょうか。

だって、腸内細菌たちもあなたの出産を心から望んでいるのです。

ヤクルト研究所は「母親のビフィズス菌が子どもに受け継がれる」という研究結果を報告しています。子どものビフィズス菌の遺伝子分布が、母親の持つビフィズス菌のものと一致することがわかったのです。

赤ちゃんを出産するとき、お母さんは大きく強くいきむことになります。筆舌に尽くしがたい痛みと、赤ちゃんをいっときも早く外に出したい衝動から、どんなお母さんもちょっぴりウンコをもらします。汚いですって？　そんなことを言ってはいけません。ウンコと一緒に生まれてくることは、赤ちゃんの健康を左右する一大事なのです。

赤ちゃんは、産道であるお母さんの膣を通る際、そこにいる細菌を吸い込み、またウンコにまみれて生まれることで、お母さんの腸内細菌を受け継ぎます。胎内で無菌状態だった赤ちゃんが、生まれていちばんに接触するのが、お母さんの共生菌なのです。

人は生後1年のうちに、さまざまな細菌と接することで腸内細菌叢《そう》の組成を完成させます。こののちは、その細菌叢を大事に育てていくことになります。

そうして腸に根づいた細菌は、個人特有のものです。あなたの腸内細菌を私の腸に入れても、生きられません。私の腸内細菌に排除されてしまうからです。

ですから、腸内細菌が子孫に次なる繁栄の場所を与えるには、宿主が赤ちゃんを産むことが大事なのです。だからこそ、共生菌は妊娠への心強い同志になるのです。あなたが欲するわが子を、「もう一人の自分」である腸内細菌も追い求めているというわけです。

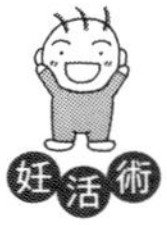

腸内細菌を味方につける

「バッチイものにさわらない」はダメ

日本人が薬剤で細菌たちを一掃するような「異常なまでの超清潔」な環境で生活するようになって、およそ30年。そして、少子化の深刻さが顕著になって、約30年が過ぎます。日本では、1989年に合計特殊出生率が1・57にまで低下した衝撃を「1・57ショック」とし、ここから政府は少子化問題の対策を講じ始めることになります。内容は、仕事と子育ての両立を支援するなど、子育て環境の整備です。しかし、これが女性たちの願うような形で実を結んでいないことは、周知のとおりです。

たしかに、安心して産み育てる環境がなければ、「赤ちゃんをつくろう」と決心できない女性が増えることにもなるでしょう。でも、待ってください。そこを改善するだけで、少子化問題ははたして解決できるでしょうか。

「生活環境の超清潔化」は、不妊症の解決において、とても重大な問題です。なぜなら、私たちの体を構成する遺伝子は、1万年前からまったく変化していないからです。1万年前、人はジャングルで生活し、草原を走り回っていました。私たちの祖先は、地べたの上で生活し、寄生虫や細菌などの微生物とともに生きていたのです。

あのときの遺伝子のまま今日を生きる私たちは、寄生虫や細菌など雑多なものにとり囲まれているときに、もっとも心身を安定させることができます。それなのに、現代人は目に見えない雑菌を「バッチイ」といって目の敵にしています。なぜですか？

「汚いものにさわってはいけません」と親から叱られた記憶、そして細菌を一様に悪者扱いして商品やサービスを売り込もうと日々消費者に見せつける映像が、あなたを超清潔志向に走らせるのではないですか。しかし、身の回りの細菌はみんな腸内細菌の仲間たちです。これを排除しては、私たちは健康さえ守れず、生殖能力も衰えさせてしまいます。

「生殖能力＝生物としての生命力」です。それは、1万年前の人類がそうであったように、雑多な細菌に囲まれ、腸内環境を豊かにすることで高まっていくものなのです。

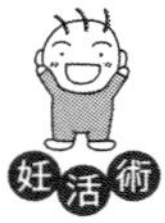

遺伝子を1万年前に近い環境にすまわせる

温水洗浄便座愛用者は不妊になりやすい

妊娠を望む女性には、1つやめるべきものがあります。

温水洗浄トイレの頻繁な使用です。

日本では、温水洗浄トイレが各家庭にまで普及しています。排泄後や月経中の汚れまできれいに洗えてスッキリする心地よさがたまらない、という女性も多いでしょう。

しかし、女性にとってこれは危険な行為であることを知ってください。

国立国際医療センター戸山病院産婦人科の荻野満春先生（研究指導者・箕浦茂樹部長）が、飯野病院の飯野孝一院長と共同で行った調査により、「習慣的に温水洗浄便座を使用している人は、そうでない人に比べて、膣内の善玉菌である乳酸菌が著しく消失し、腸内細菌などによる汚染が目立ち、細菌性膣症にかかりやすくなっていた」ということが立証されています。

この調査は、温水洗浄便座を習慣的に使用している人（使用者）154人と、まったく使用しない、またはときどき使用している人（未使用者）114人を対象に実施されました。対象者は、妊娠していない19〜40歳の女性たちです。

彼女たちの膣内の分泌物を採取し、分析しました。

結果、乳酸菌を保有していない人の割合は、温水洗浄便座の未使用者ではわずか8・77％でした。これに対して使用者では、42・86％もの人が乳酸菌を膣内に持っていなかったのです。使用者のおよそ半数が、「デーデルライン桿菌《かんきん》」という重要な乳酸菌を失っていたという結果でした。

デーデルライン桿菌とは女性の膣内に生息している善玉菌の一種です。この菌は、膣のグリコーゲンをエサにして膣内を酸性に整えています。

外から入ってくる細菌のほとんどは、酸性の場所では生きられません。たとえば原始時代、ろくに体を洗っていない男性と雑菌だらけの環境で交わっても、女性は膣炎になどなりませんでした。それどころか、赤ちゃんを次々に産みました。原始時代のほうが、今より病原性の高い菌が男性器にウヨウヨといたはずです。でも、女性が膣炎などに邪魔されず、セックスを楽しめたのは、デーデルライン桿菌が膣を守ってくれていたからです。

ところが、現代の女性は膣炎になります。オシッコのたびにビデで洗っているからです。共生菌は流水で10秒間ほど洗っても落ちることはありません。しかし、温水洗浄便座のように強い圧をかけて洗ってしまうと、流されてしまうのです。

1日に何度も膣を洗えば、デーデルライン桿菌は激減し、やがて膣粘膜は中性にかたよります。こうなると危険です。雑菌は中性の場所で増殖するからです。結果、膣炎を発症します。膣炎も不妊症を招く一因です。炎症が精子の行く手をはばむためです。しかも、早産や流産の原因は、50~60%が膣炎にあるとも報告されています。

一方、膣内から本来いるはずのない腸内細菌が検出された女性も多くいました。その92%が温水洗浄便座の使用者だったのです。腸内細菌は腸にいてこそ宿主のために働く菌。他の場所へ行けば自分の役割を見失い、炎症を起こす原因にもなるのです。

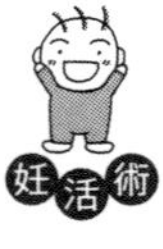

膣を洗浄しすぎない

発展途上国に不妊症がないのはなぜ？

私は73歳まで毎年、インドネシアのカリマンタン島に医療調査に出かけていました。医療調査とは1つの名目で、私自身のためでもありました。インドネシアに行くと、東京の生活にすっかり飼いならされた私の野生性が解放され、元気があふれ出すのです。現地には回虫や微生物がいっぱいいます。ゴキブリやダニ、ヤモリ、蚊もそこらじゅうにいます。ときにはオランウータンやトラまで出没します。そうした多種多様な生き物たちと一緒に生活していると、自分が「人間という一種の動物」であることを思い出します。

私が長期滞在するのは、島のタンジュン村です。ここの子どもたちは「元気」という言葉では表現しきれないほど、目をキラキラと輝かせて泥だらけになって遊びます。遊び場は、マハカム河からわかれてこの村を流れる支流です。その支流で水遊びをしたり、魚をとったりして遊び、その魚が夕飯のおかずになります。

この支流は、村の人にとって生活の場でもあります。家々は支流に沿って建てられ、トイレは支流の上に建てられています。排泄物はそのまま河に流されます。ただ、村の人はトイレをあまり使いません。「河でしたほうが気持ちよい」と水のなかでウンコもします。その堂々としたウンコをめがけて魚がいっせいに現れ、あっという間に食べつくします。

村では、その河の水を使って食事をつくり、食器を洗い、体を洗い、歯も磨きます。私はコーヒーを入れます。こんな生活を「キタナイ」と思いますか?

そこには、現代日本の超清潔社会より、ずっと1万年前の暮らしに近い自然な姿があります。村の人たちは、日本人のように殺菌力の強い洗剤を使うことはありません。そんなものを流せば、水が汚れ河とともに生きられなくなることがわかっているからです。

水のなかには、さまざまな細菌や寄生虫がいます。しかし、不思議と人に病気を起こすような微生物はあまりいません。体調が悪ければ下痢を起こす程度の「チョイ悪菌」はいますが、ただちに命を奪うような怖い菌はいないのです。

なぜかわかりますか? 雑多な生物のいる場所では、1つの生物だけが繁栄することがないからです。反対に、細菌がゼロのような場所では、1つの菌が落ちるとそれがたちまち増殖、汚染されます。敵がいないため、病原菌の独壇場となってしまうのです。

そうした生命力あふれる村に住む人たちには、アトピーやぜんそく、花粉症などのアレルギー性疾患はありません。子どもも大人も、肌はツヤツヤスベスベで、日本人に多いカサカサ肌やニキビ肌も見られません。女性の髪は絹のような美しさです。

村の女性たちは「赤ちゃんが生まれない」ではなく、「生まれすぎる」と困っています。子どもが6人も7人もいるのはふつうのことで、10人いることも珍しくありません。

かつての日本にも、兄弟姉妹が7人も8人もいるという家族はたくさんありました。ただ、社会が経済的に発展してくると、「お金がなくて産めない」ということが起こってきました。しかし今は違います。ちょっと厳しい言い方ですが、「生物として産めなくなってきている」のです。

動物も、清潔なオリのなかで画一的なエサを与えられている家畜より、野生のほうが丈夫な子をたくさん産みます。人もまた同じ。発展途上国に不妊症がないのは、技術や知識がないからではなく、人としての野生性を保ちながら生きているからなのでしょう。

妊活術

自分のなかの野生性を解放しよう

土壌菌も悪玉菌も大事な仲間

自分のなかに眠る野生性を解放する。それこそが、現代日本に生きるみなさんが妊娠力を高めるいちばんの方法になるでしょう。私たちの野生性は、腸のなかでくり広げられている大自然、腸内細菌叢が握っています。

腸内細菌は「善玉菌」「悪玉菌」「日和見菌」という3つのグループに分類されていることはお話ししました。ただ、それは人が自分たちに都合よくグループわけしただけのこと。細菌たちは、自分たちの子孫に命をつなぐため、それこそ野生性を発揮しながら働いています。悪玉菌だからといって、「宿主の健康を壊してやろう」とは考えていません。悪玉菌を悪いほうに暴走させてしまう原因は、自分の生活のなかにあるということです。

また、日和見菌の多くは、土にすむ土壌菌の仲間です。腸内細菌の約7割は日和見菌です。その日和見菌を善玉菌に味方する勢力に育てたとき、妊娠力は高まります。

腸内細菌は、仲間の菌が入ってくると働きを活性化させ、増殖力を高めます。土壌菌は、身の回りにたくさんいます。家庭では、テーブルや床の上にもいます。そこをアルコール除菌するなど愚の骨頂。自ら腸内細菌を弱体化させるようなものです。野生性の衰えた日本人には、床に落ちたものを拾って食べるくらいがちょうどよいのです。せめてテーブルに落ちたものくらいは、「もったいない」と食べるようにしましょう。

私たちの生活環境には、ただちに命を奪うような怖い菌はいません。でも、免疫力が落ちていれば、食あたりを起こす程度のチョイ悪菌はいます。もし、床に落ちたものを食べて下痢をしたならば、チョイ悪菌にやられてしまうほど免疫力が弱っていると考え、免疫力を高めるための努力をすることです。

なお、納豆をつくる納豆菌も、善玉菌の代表である乳酸菌も、土壌菌の仲間です。土にもいる菌なのです。乳酸菌は、私たちの身の回りにもたくさんいます。わざわざヨーグルトを買って食べなくても、落ちたものを拾って食べていれば摂取できる菌だったのです。

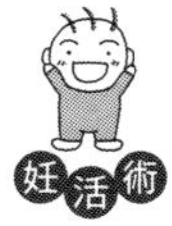

テーブルに落ちたものは食べる

土壌菌が野生性をよみがえらせる

「汚い」「バッチイ」と感じることのなかに、あなたの野生性を目覚めさせるものがたくさんあります。

女性たちは「バッチイ」「キモチワルイ」と嫌いますが、私はミミズが大好きです。ミミズがすばらしい腸内細菌を腸に飼っているからです。ミミズは、世界中のやせた土地を生物が生きるための肥よくな土地に変えています。それを行うのは、ミミズの腸にすむ腸内細菌です。ミミズの出したフンが、豊かで実りの多い土壌をつくるのです。

ミミズは土地改良ばかりでなく、さまざまな薬理作用を持っています。精力剤にも、利尿剤にも、脳梗塞や心筋梗塞の治療薬にもなっています。

私の友人は、70歳を過ぎても精力が旺盛です。「ミミズが効くんだよ」というのです。食用のミミズはニュージーランドの小島に8種類存在します。そのうちの2種類は格別な味で、食べてから2日間も味が残り、精力が続くそうです。島に住む族長のためだけに保護されているミミズですが、彼はこっそりもらっているとのことでした。

別の友人は、中国の広州で養殖しているミミズをわざわざ高いお金を出して買って食べています。彼によると、ミミズを食べると全身の血流が促進し、とくにアソコの血流が増えて増強するのだそうです。彼は世界各国の精力増強食品を片っ端から試し、ミミズほど効くものはないという結論にいたったとのことでした。

なぜ、ミミズは精力を増強させるのでしょうか。それは、ミミズの腸内細菌によるものだと私は考えています。ミミズの腸内細菌は、やせた土地を肥よくに変えるほどすばらしい菌の集合体です。それが摂取した人の腸のなかで共生菌をおおいに刺激して腸の働きをよくし、生殖能力を高めるのだと考えられます。

ただ、ミミズは高価なうえ貴重で、私のような一般人には入手は困難です。そこで、土壌菌を錠剤に固めたものを毎日飲むようにしました。それを長年飲んでいるおかげか、自慢するわけではないのですが75歳を過ぎた今も現役です。私だけでは説得力にかけるため、何人かの友人にも試してもらいました。みんな中高年という世代ながら、「土壌菌は本当にすごいね。久しぶりに朝勃ちしたよ」という喜びの声ももらいます。

でも、野生性をよみがえらせるだけならば、こんな特別なことをしなくてもよいのです。

まずは、除菌剤や殺菌剤などの使用をやめること。消臭スプレーや洗濯洗剤、食器洗い洗剤、薬用石けんなどには、菌を殺すための薬剤がたっぷりと入っています。そうしたものは、あなたの大事な共生菌も排除してしまいます。

次に、納豆や味噌などの日本古来の発酵食品を毎日食べてください。日本古来の発酵食品には、日本人の腸内細菌と非常に相性のよい細菌がたっぷりとすんでいます。

そして休日には、カップルで自然のなかに出かけていきましょう。大自然の空気にも、土壌菌は舞っています。腸にたっぷりの土壌菌を送り込んであげるつもりで、深呼吸をくり返してください。また、土や草木、水に触れ、できるならばミミズや虫などの小動物にもさわってみてください。その手で昼食をとれば完璧です。そうして日々、土壌菌をたくさん摂取することを心がけていくだけで、あなたの野生性も蘇ってくるはずです。

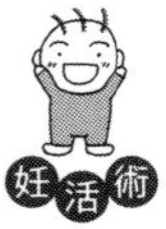

休日にはカップルで自然のなかに出かけよう

ストレスは妊娠を遠ざける

「ストレスは妊娠の敵」といいます。

なぜ、ストレスは妊娠を遠ざけるのでしょうか。腸の研究者の立場からお話ししましょう。

第1に、ストレスは善玉菌を減らし、悪玉菌を増やします。これは、アメリカ航空宇宙局（NASA）や旧ソ連の研究などでも明らかにされています。厳しい訓練で心身を鍛え抜いた宇宙飛行士も、極度の不安と緊張にさらされる宇宙滞在中には、ストレスによって善玉菌が減り、悪玉菌が優勢になることがわかっています。

なぜ、ストレスは悪玉菌を増やすのでしょうか。

九州大学の須藤信行教授らの研究によって、有害なストレスは腸内細菌叢を変化させることが明らかにされました。

ストレスを感じると、腸で部分的にカテコールアミンが分泌されます。カテコールアミンとは、ドーパミン、ノルアドレナリン、アドレナリンというホルモンの総称です。ドーパミンは「幸せホルモン」の一種であり、快の感情をつかさどります。一方のノルアドレナリンとアドレナリンは「ストレスホルモン」です。これらのストレスホルモンにさらされると悪玉菌の増殖が進み、病原性が高まることが観察されたのです。つまり、有毒ガスなどの腐敗物質を産生するようになるということです。

第2の理由は、自律神経の働きと関係します。腸や生殖器は、リラックス時に働く副交感神経が優位になると、働きを活性化させることはお話ししました。反対に、交感神経の優位時には働きを停滞させます。ストレスは交感神経を高ぶらせます。よって、ストレスを感じているとき、腸と生殖器は働きを滞らせるのです。

しかも、交感神経が優位なときには、血管が収縮します。血流が悪化してしまうのです。妊娠のためには血のめぐりが非常に重要です。血液は子宮や卵巣に栄養や酸素を運び、子宮の内膜をフカフカのベッドにします。骨盤内に血液がしっかりとめぐっていてこそ、妊娠しやすい環境は整えられるのです。

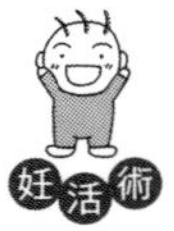

「ストレスは妊娠の敵」と自覚する

腸内細菌が幸福感をつくる

ストレスから大事な子宮を守るためには、どんなことをすればよいでしょうか。

ここでも大事なのは、腸です。ぜひ、腸内細菌に頼ってください。善玉菌優勢の良好な腸内環境を築けると、幸せを感じやすくなります。ストレスも上手に受け流せるようになります。この状態を私は〝幸せ体質〟と呼んでいます。幸せ体質になると、副交感神経が働きやすく、妊娠しやすい体内環境を築けるようになります。

なぜ、腸内環境をよくすることが幸せの感受性を高めるのでしょうか。

乳酸菌などの腸内細菌が、ドーパミンやセロトニンなどの幸せホルモンの前駆体をつくり、脳へと送るためです。脳は、妊娠した子宮の胎盤と同じように、すべての化学物質をガードしてなかに入らないようにしています。ただ、腸内細菌がつくった小さな神経伝達物質の前駆体は、血液脳関門を通ることができます。それをもとに、脳では幸せホルモンが分泌され、幸せの感受性を高めるのです。

幸せホルモンの前駆体をつくるためには、そのもとになる材料が必要です。

ドーパミンの合成には、必須アミノ酸のフェニルアラニンが必要で、セロトニンは、必須アミノ酸のトリプトファンが材料となります。

アミノ酸はたんぱく質が分解した最小分子です。肉や魚、卵、豆腐や納豆などの大豆食品を食べればたんぱく質を摂取できます。ただし、それだけではダメ。腸内細菌がバランスよく増えていなければ、脳内のセロトニンやドーパミンを増やせないからです。

57ページにチャート図を掲載しました。ドーパミンが脳内で分泌されるには「L-ドーパ」という前駆体が必要です。セロトニンには「5-HTP(5-ヒドロキシトリプトファン)」という前駆体が必要です。それぞれの合成の各段階を見てください。ビタミン類が使われているでしょう。このビタミン類を合成しているものこそ、腸内細菌です。腸内細菌がいなければ、ビタミンを得られないばかりか、幸せホルモンも分泌できないのです。

妊活術

善玉菌を増やして〝幸せ体質〟になる

～インドールを減らして妊娠しやすい体質に！～
「幸せな気持ち」は腸で作られる！！

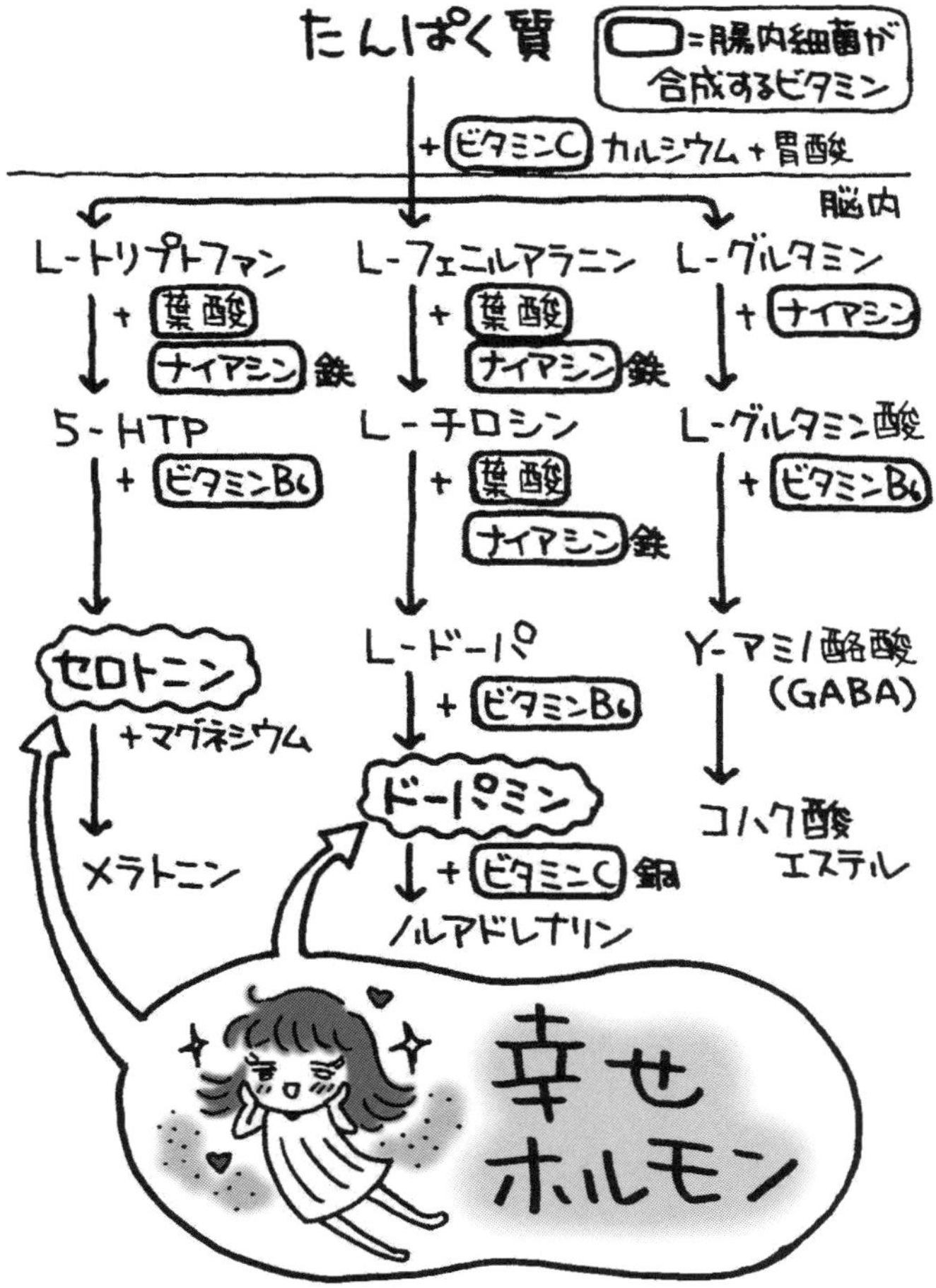

『「うつ」は食べ物が原因だった！』（溝口徹・青春出版社）を参考に作成

2章

母の腸内フローラが わが子の健康を決める

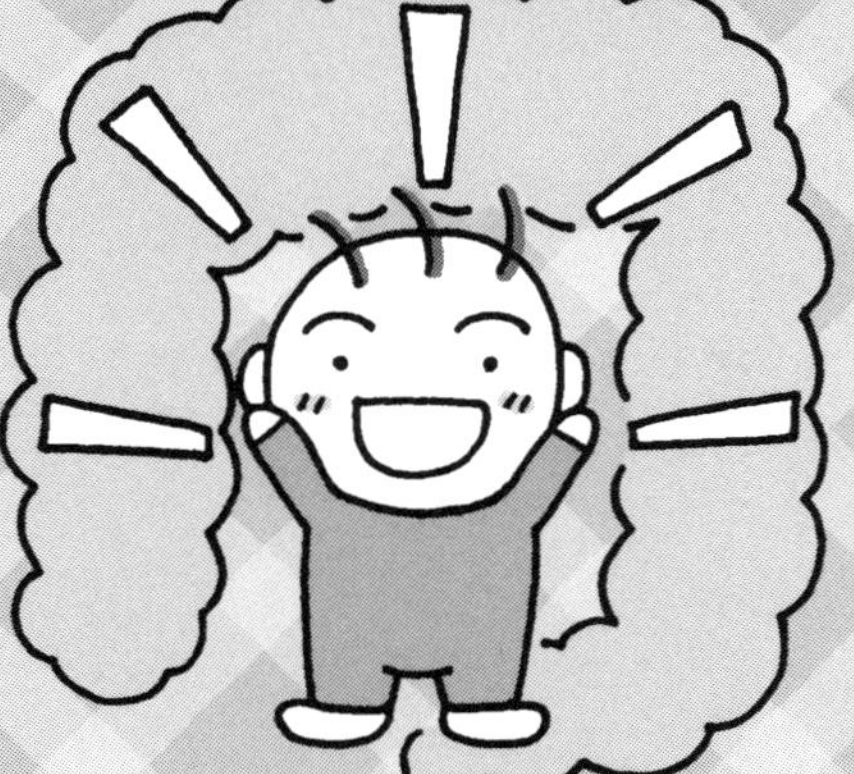

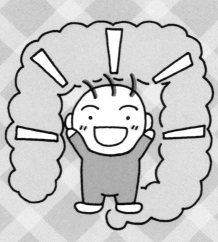

母の腸内細菌はわが子への一生もののプレゼント

「妊活」という言葉が広く使われるようになりました。妊活とは、妊娠しやすい体づくりをすること。でも、それだけではいけません。「妊活＝赤ちゃんを丈夫に育てる準備」でなくてはいけないと思うのです。

これから生まれてくる赤ちゃんにとって、丈夫な体を持てるか否かは、一生を左右する大問題です。わが子の誕生を望むならば、産むだけではなく、子の心身の健康に責任を持つ覚悟が必要です。

だからといって、「特別なことをしなさい」というのではありません。赤ちゃんの心身の健康を育てるのも、やっぱり腸です。腸によいことをして、毎日立派なウンチが出るように育ててあげれば、子どもは丈夫に育つのです。

そのために生まれる前から大事となるのが、「お母さんの腸内細菌」。赤ちゃんは、お母さんの大便と一緒に産まれてくることはお話ししました。このとき、お母さんの腸内細菌を吸い込みます。それが母からわが子に与える〝一生ものののプレゼント〟になるのです。人の腸内細菌叢の組成は、生後1年でほぼ決まってしまうからです。

腸内細菌は、仲間たちと集団をつくって生息しています。多様性に富んだ腸内細菌叢は、顕微鏡でのぞくとまるでお花畑のような美しさ。そこで「腸内フローラ」とも呼ばれています。この腸内フローラの土台は生後1年でできあがってしまうのです。

1歳以降は、それまでにつくられた腸内フローラの土台をもとに生きていきます。母親が出産時に多種多様な菌のいる豊かな細菌叢をプレゼントできれば、その子は生涯を健康に生きる礎《いしずえ》を持つことになります。人の免疫は、腸内フローラに支えられているからです。

免疫とは、病気を防ぎ、治すために備わった人体の防御システムです。この能力が強いと、人は病気になりません。その免疫力の約7割を腸がつくります。腸内細菌たちが、腸にいる免疫細胞や組織を活性化させるからです。腸は、人体最大の免疫器官なのです。

妊活で元気な腸を築くことは、子に生涯の健康をプレゼントすることにもなるのです。

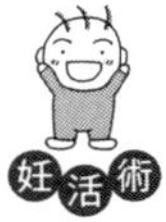

母が腸を鍛えれば、赤ちゃんも丈夫に育つ

アレルギーはなぜ起こるのか

妊活中のみなさんが気になることの1つに、「丈夫で健康な子を産めるのか」があるでしょう。とくに今は、なんらかのアレルギー性疾患を持つ子が急増しています。

これから妊娠するカップルにとって、わが子のアレルギーは防いであげたいですよね。第1子がひどいアレルギーだから、2人目を妊娠することをためらっているというカップルもたくさんいます。実は、このアレルギーの問題も腸内細菌で改善できるのです。

まずはアレルギーがなぜ起こるのかからお話しします。これは免疫反応の1つです。免疫の働きには、体内になんらかの病原体が入ってくると、それと戦って体から排除しようとする機能があります。その際、さまざまな種類の免疫細胞が動き、敵を退治します。戦いの舞台となる粘膜では、炎症が生じます。発熱や咳、痛み、かゆみ、鼻水や鼻づまり、腫れなどは、免疫細胞たちが敵の排除に働いて生じる大切な炎症反応なのです。

通常は、体に病気を起こすと判断されたものに対し、免疫システムは動きます。ところが、人体に害のない異物にも反応し、誤って攻撃をくり返してしまうことがあります。

これがアレルギーです。花粉やダニの死がい、ホコリ、食べ物に含まれるたんぱく質など、何が原因物質(アレルゲン)になるかは人によって異なりますが、攻撃する必要のないものを免疫細胞が攻撃し、つらい症状に苦しめられるのがアレルギー性疾患なのです。

なぜ、体はこんな過ちを起こすのでしょうか。それは、人の免疫システムが弱体化しているからです。私たちの免疫細胞には、細菌がやってきたら「こんにちは」とあいさつする細胞がおり、ウイルスが来たらお茶を出す細胞があり、カビ菌が入ってきたらそれに対応する細胞がいます。ところが、私たちが身の回りの微生物を排除してしまうと、それらの細胞は対応する相手を失い、「無職のヒマ人」になってしまいます。

職を失った免疫細胞ほどやっかい者はありません。今度は対応しなくてもよい花粉やダニの死がい、ホコリなどに対してしつこく攻撃をしかけます。これがアレルギー反応なのです。

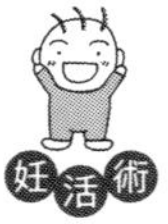

免疫細胞を「無職」にしてはいけない

「親心」が子どもの免疫力を弱くする

免疫細胞を「無職」にしないためには、どうしたらよいでしょうか。

1章でもお話ししたように、身の回りの微生物をむやみに排除するような超清潔志向をやめることです。身の回りの細菌が自然に腸に入ってくる生活は、免疫細胞を忙しくさせます。アレルギーを防ぐには、免疫細胞をヒマにさせないことがいちばんなのです。

生まれたばかりの赤ちゃんは、とても小さくてやわらかく、ただ泣いて自分を主張するだけのか弱さをお母さんに感じさせるでしょう。そんな頼りない命を抱き、「どうすれば、病気をさせずに丈夫に育てられるのだろう」と新米ママは不安になります。赤ちゃんは、泣くことでしか意志を表せません。新米ママには、「おなかが痛くて泣いているのか、それともおなかがペコペコなのか」、理由をくみとることが難しいものです。

でも、安心してください。生まれたばかりの赤ちゃんも、実は自分自身の力でせいいっぱい免疫力の向上に働いているのですよ。赤ちゃんは泣きながら、おっぱいを吸いながら、自分の手をチュパチュパとなめながら、周りの人の指に吸いつきながら、たくさんの細菌を腸にとり込み、自らの腸内フローラを立派に育てようとがんばっています。なんでも口に入れたがるのは、外の世界を知ろうとする本能であると同時に、腸に多種多様な菌をとり込んで、健康な心身を築こうとする本能なのです。

このことを知って子育てをするのと、知らないで子育てするのでは、赤ちゃんの成長がまったく違ったものになります。

知らないお母さんは、目に見えない病原菌から赤ちゃんを守ろうと、身の回りのものをなんでも消毒し、赤ちゃんに手袋をはめ、自分の胸も清浄綿で拭くようなことをします。赤ちゃんが腸内フローラを育てようとがんばっているのに、お母さんが邪魔してしまうのです。このことが、子どものアレルギーを急増させている一因になっていると私は考えます。「赤ちゃんを守らなければいけない」という親心が免疫を弱体化に導いてしまうのです。

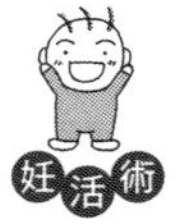

超清潔志向で子育てをしてはいけない！

赤ちゃんはハイハイで腸内フローラを育てる

赤ちゃんはやがて動き回るようになります。ハイハイをするようになると、お母さんの負担はいっきに増します。なんでも口に入れるようになり、目を離せなくなるからです。

でも実は、赤ちゃんが動き回るようになったとき、お母さんをいちばんに心配させるのは、床をハイハイした手足を赤ちゃんがなめることではないでしょうか。口に入れると危ないものは、片づけておけばすみます。でも、赤ちゃんが手足をなめる「バッチイ行為」はやめさせられません。

床を除菌スプレーで掃除するお母さんは多いものです。赤ちゃん専用のカーペットを敷き、そこだけでハイハイさせるお母さんもいます。ハイハイした手足をウェットティッシュで拭くお母さんもいるでしょう。しかし、赤ちゃんの生活環境は、そこそこキレイなら大丈夫。除菌剤や殺菌剤などは使ってはいけません。

ハイハイも赤ちゃんが豊かな腸内フローラを築くうえで重要な行動です。私たちの身の回りには、腸内細菌の仲間である土壌菌や乳酸菌がたくさんいることはお話ししました。いっぱいハイハイして、その手足をなめれば、体によい菌を腸にたくさんとり込めます。

以前、このことを講演会でお話しすると、

「ホコリやダニは、アトピー性皮膚炎や気管支喘息《ぜんそく》の原因になります。ハイハイした手足をなめることは、アレルゲンを体内にとり込むことになりませんか？」

という質問を受けました。たしかにそのとおりです。ですから、アトピー性皮膚炎や気管支喘息になってしまったら、ホコリやダニは家から排除しなければいけない物質になります。でも、アレルギーになっていないならば、それは杞憂にすぎません。

ホコリもダニも、身の回りの土壌菌も、はるか昔から人の生活環境にあったものです。それでも昔の人はアレルギー体質になりませんでした。目に見えないものの存在を排除したりせず、おおらかにつきあっていたからです。そのことが腸内フローラを豊かにし、免疫力を強化し、アレルギーを遠ざけていたのです。

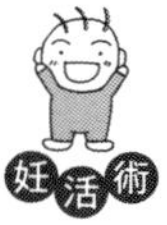

ハイハイした手足をなめさせる

バッチイ遊びがアレルギーを防ぐ

日本の子どもは、泥んこ遊びをしなくなりました。「砂場にはイヌやネコのウンチがいっぱいで、大腸菌がウヨウヨでアブナイ」と、お母さんたちが泥んこ遊びをさせないからです。

しかし、泥んこ遊びをしたり、虫などを捕まえたり、自然とたわむれることは、免疫力の向上にとても重要です。バッチイことをたくさんして育った子は丈夫になります。腸内細菌が豊かに育つからです。大腸菌だって、私たちの腸にもたくさんいます。アブナイこともキタナイこともないのです。むしろ、大腸菌などのチョイ悪菌は免疫や腸内フローラを鍛えるのに、非常によい好敵手となってくれます。

「泥んこ遊びがアレルギーを抑えるのによい」ということを正しく伝えるために、私たちは以前、沖縄県那覇市で調査を行いました。結果、泥んこ遊びをしている子どもは、アトピー性皮膚炎にも、ぜんそくにも、花粉症にもなりにくいことが証明されました。

同様の大規模な調査が、『日本小児アレルギー学会誌』（1994年）にて発表されています。子を持つ親1万人あまりを対象にしたこの調査では、「屋内の遊びが多くなった」「全体として友だちどうしの遊びが少なくなった」と答えた人のうち、40％前後の子どもがアレルギーになっていたのです。

泥や砂には、人体によくない細菌もたしかにいます。ただ、その確率は極めて低いものです。むしろ免疫力が高く、腸内フローラが豊かであれば、少々のチョイ悪菌が侵入してきたところでなんの症状も現れません。免疫細胞と腸内細菌が連動してチョイ悪菌をやっつけるからです。その戦いがまた、免疫力を強化させることにもなっていきます。

今、欧米では「衛生環境説」を支持する報告が増加しています。アレルギー体質になる原因は、「乳幼児期に風邪などの感染症にかかる機会が減ったことにある」という学説です。「バッチイことをたくさんさせ、ときにはチョイ悪菌を吸い込んで下痢や風邪をするくらいのほうが丈夫になり、アレルギー体質にもならない」というのが、現代社会の共通認識です。

泥んこ遊び、虫遊びをたくさんさせる

屋内遊び・ひとり遊びが多いと
アレルギーになりやすい!

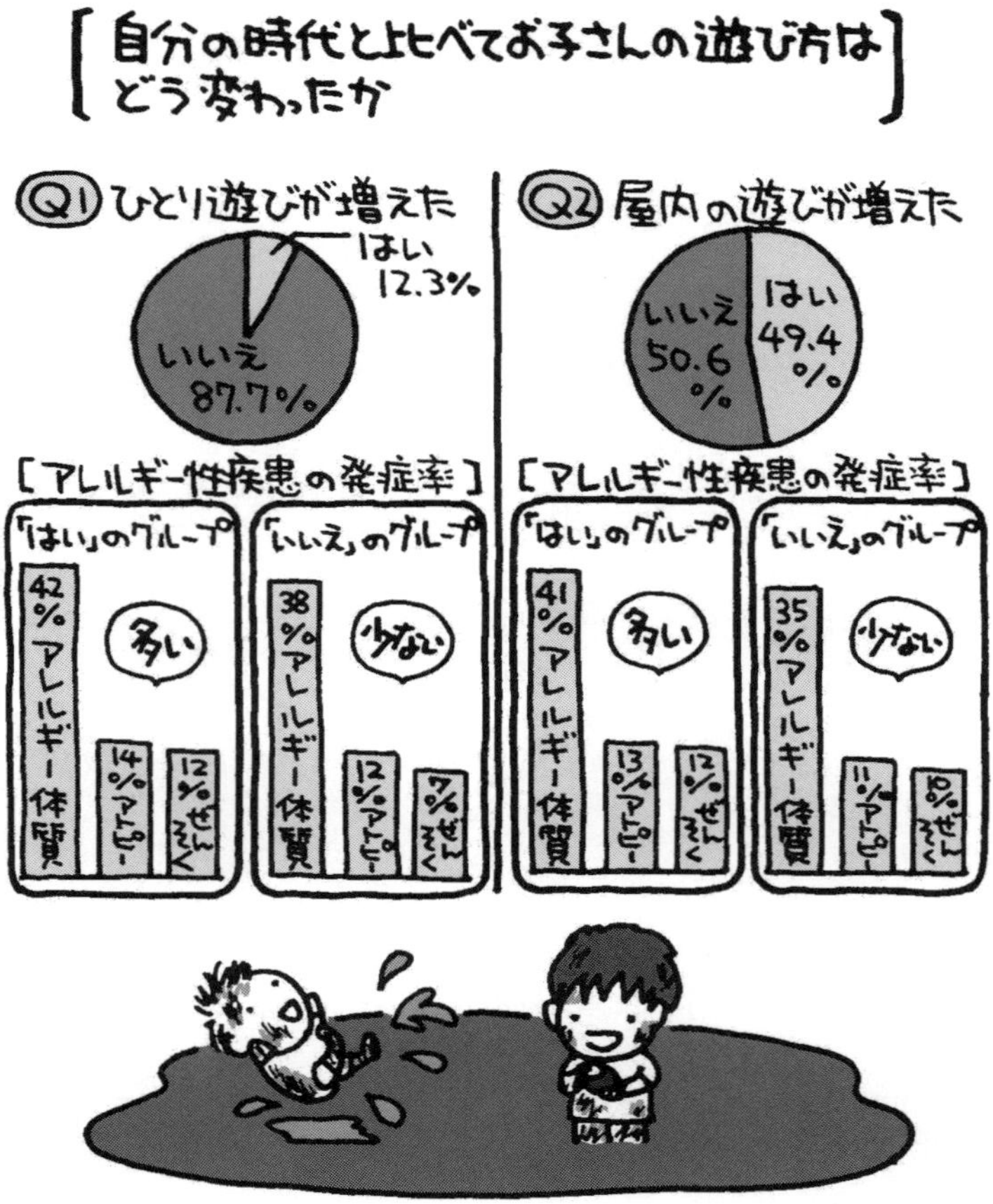

『日本小児アレルギー学会誌』(中岡嘉子、千葉安則　1994)を参考に作成

「すみついてもいい菌」は腸が決めている

「赤ちゃんにキタナイことをたくさんさせて、万が一にも体に悪い菌がすみついてしまったら、生涯にわたって子どもの健康に悪影響を与えるのではないですか」

講演会で、そんな質問を受けたこともあります。心配はいりません。腸はただ無制限に菌をとり入れているわけではないからです。ちゃんと選別しているのです。

腸の上皮細胞の表面は、粘液で覆われています。そこには「ＩｇＡ抗体」という免疫物質が大量に存在します。抗体とは、病原体など体に「異物」と判断された物質にくっつき、それを排除しようとする分子のことです。簡単にいえば、異物を退治するための武器です。

抗体にはいくつかの種類がありますが、ＩｇＡ抗体は、他の抗体とはちょっと違う働き方をします。最近の研究により、この抗体には腸内細菌を選別する機能があることがわかってきました。どの細菌を受け入れ、どれは受け入れないのかということを、腸の粘液にいるＩｇＡ抗体が決めているのです。

ＩｇＡ抗体に受け入れられなかった菌は、腸にすみつくことを許されず、破壊されます。つまり、子どもがバッチイことをしてバッチイ菌を腸に入れたとしても、それを腸にすまわせるか否かはＩｇＡ抗体が決めること。ドーンとその選別能力にまかせればよいのです。

人の腸内フローラの組成は、生後1年間でほとんどが決まることはお話ししました。その間、腸の選別能力をできるだけ高めて、さまざまな菌をたくさんとり込んでもらうには、腸の粘液にＩｇＡ抗体がいっぱいあったほうがよいということになります。

ＩｇＡ抗体は、腸の粘液でつくられます。また、母乳にも含まれます。とりわけ生後3週間くらいまでの母乳には、たくさんのＩｇＡ抗体があります。健全な腸内フローラの構築に、母乳は大事な役目をはたすのです。

しかも母乳には、ＩｇＡ抗体の他にも、免疫力の向上に大事な成分が多く含まれます。「アレルギーは遺伝する」と言いますが、母乳中心で育てると、アレルギー性疾患の発症をかなりの確率で防げることもわかっています。

ただ、これも覚えておいてほしいのですが、産まれたばかりの赤ちゃんは、おっぱいを飲むのが下手くそです。「自然と母乳を飲んでくれる」とはいかず、なかなかスムーズにいかないこともあります。

赤ちゃんは毎日くり返しおっぱいを飲むことで、飲み方がだんだん上手になっていきます。ですからお母さんは、母乳が赤ちゃんの腸内フローラを豊かに育てると信じ、ゆっくりと待ってあげてください。このことを教えず、「母乳がたりていない」とすぐにミルクを加えてしまう産院があります。おっぱいに慣れる前に、哺乳瓶に慣れてしまうと、ミルクを好むようになることがあります。哺乳瓶で飲むほうが赤ちゃんにとってはラクだからです。

日本の育児用ミルクは精度が高く、母乳に少しでも近づけるよう研究されています。しかし、母乳に勝ることはないでしょう。ミルクの原料になる牛乳にもＩｇＡ抗体は含まれますが、牛のＩｇＡ抗体が人体でどう働くのかはわかっていません。思うように母乳が出ずにミルクを加えなければいけない場合も、ミルクと併用して生後1年は母乳を飲ませ続けることは、腸内フローラの育成にも大事なことと覚えておいてくださいね。

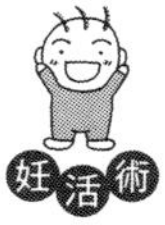

生後1年は母乳をあげ続けたい

母乳には腸内フローラと免疫を育てる成分がいっぱい！

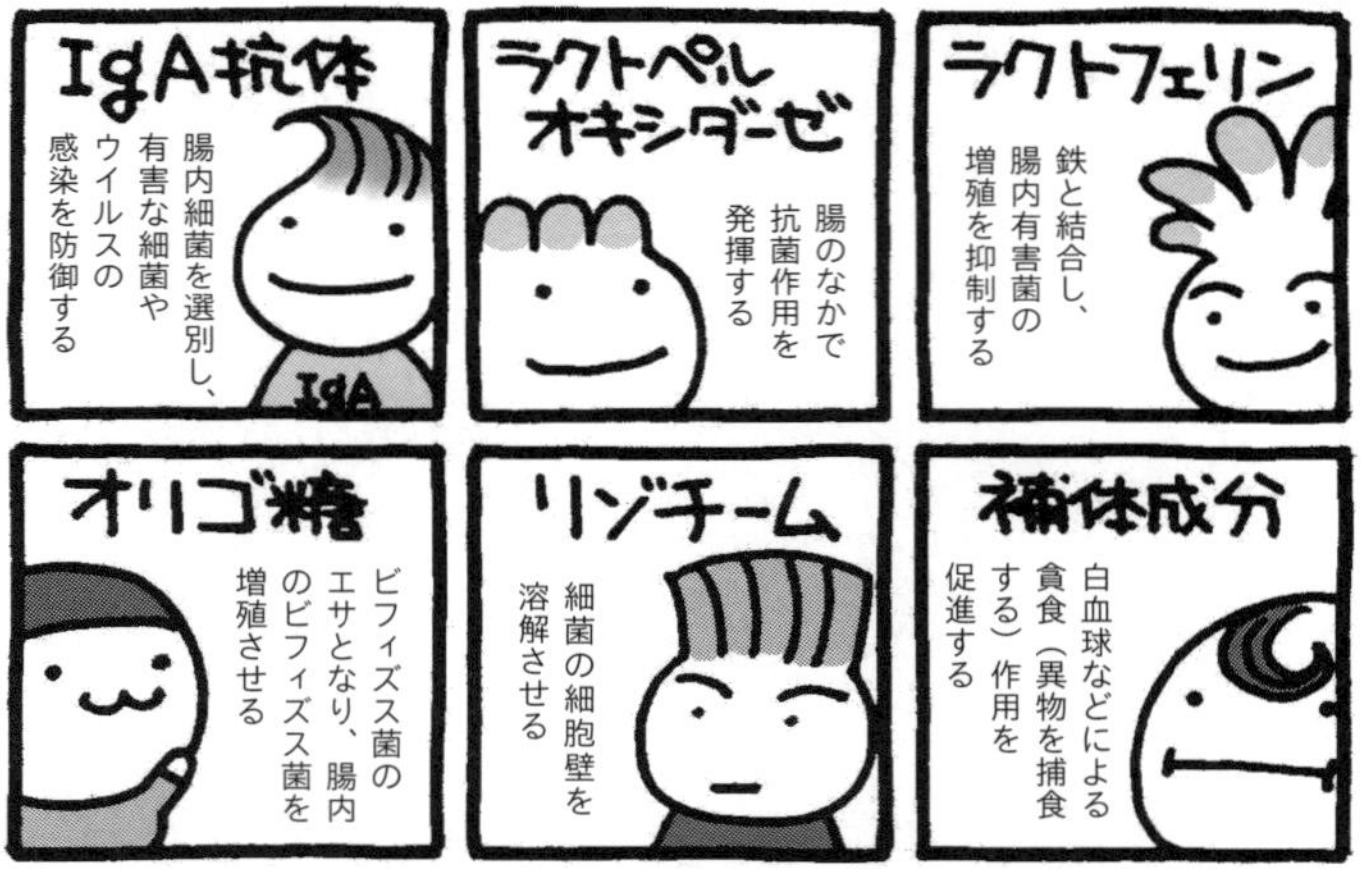
IgA抗体
腸内細菌を選別し、有害な細菌やウイルスの感染を防御する
IgA
ラクトペルオキシダーゼ
腸のなかで抗菌作用を発揮する
ラクトフェリン
鉄と結合し、腸内有害菌の増殖を抑制する
オリゴ糖
ビフィズス菌のエサとなり、腸内のビフィズス菌を増殖させる
リゾチーム
細菌の細胞壁を溶解させる
補体成分
白血球などによる貪食（異物を捕食する）作用を促進する

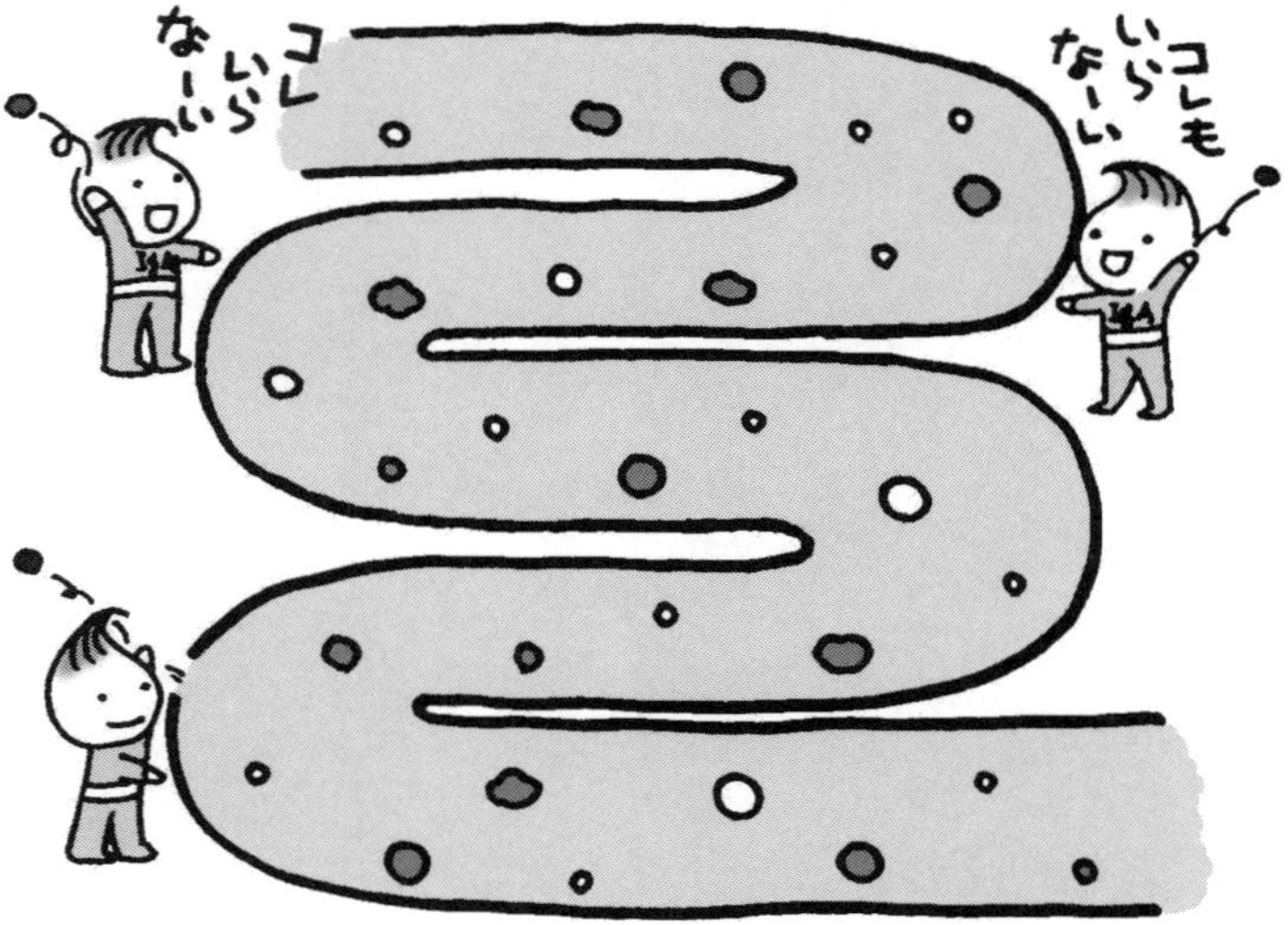

第1子はアレルギー体質になりやすい

「子どもを不幸にするいちばん確実な方法は何か、それをあなたは知っているだろうか。それは、いつでもなんでも手に入れられるようにしてやることだ」

これは、ジャン＝ジャック・ルソーの言葉です。無菌状態の超清潔な環境を与えることも、子どもを不幸にします。腸内フローラが育たず、生きる力を弱めるからです。

興味深いデータがあります。第1子はほかの兄弟に比べてアレルギーになりやすい、というものです。初めての子は、親がつい手をかけすぎます。「バッチイからダメよ」と行動を制限し、「ご飯の前はちゃんと石けんで手を洗いなさい」と口やかましく言い、衣服や寝具など子どもの肌に触れるものは抗菌剤入りの洗剤で洗う……。

ところが、兄弟が増えてくると目が行き届かないぶん、少しいい加減になってきます。

たとえば、第1子には哺乳瓶を煮沸して使わせていたけれど、第2子以降は煮沸しなくなります。授乳の際、最初の子には乳首をきれいに拭いてからあげていたけれど、次の子からはそのまま飲ませるお母さんが多くなります。第2子、第3子になると、よい意味で手を抜けるようになるものです。それがアレルギーを抑えることにつながっていきます。

また、早くから保育園に預けられた子どものほうがアトピーになりにくいというデータもあります。保育園には大勢の子どもがいて、毎日一緒に過ごします。オモチャなどをみんなが触り、その手をしゃぶったりつないだりしながら、自然と菌やウイルスにさらされます。そのおかげで腸内フローラが豊かに育ち、免疫力がたくましく育つのです。これも、ほどよく菌のいる環境のほうがアレルギーを防げるという一例です。

本書の読者には、第1子がアレルギー体質で苦労され、第2子を産むことを迷われている方もいるでしょう。しかし病気とは、遺伝よりも衣食住という環境的要因で起こってくる確率のほうが大きいものです。「ほどよくキタナイ環境で子どもを育てる」ことを意識し、子どもとはおおらかに接することで、アレルギーは防げると考えます。安心してください。

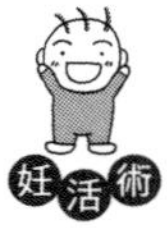

手をかけすぎる親ほど、子をアレルギーにさせやすい

第1子のほうがアレルギーになりやすい

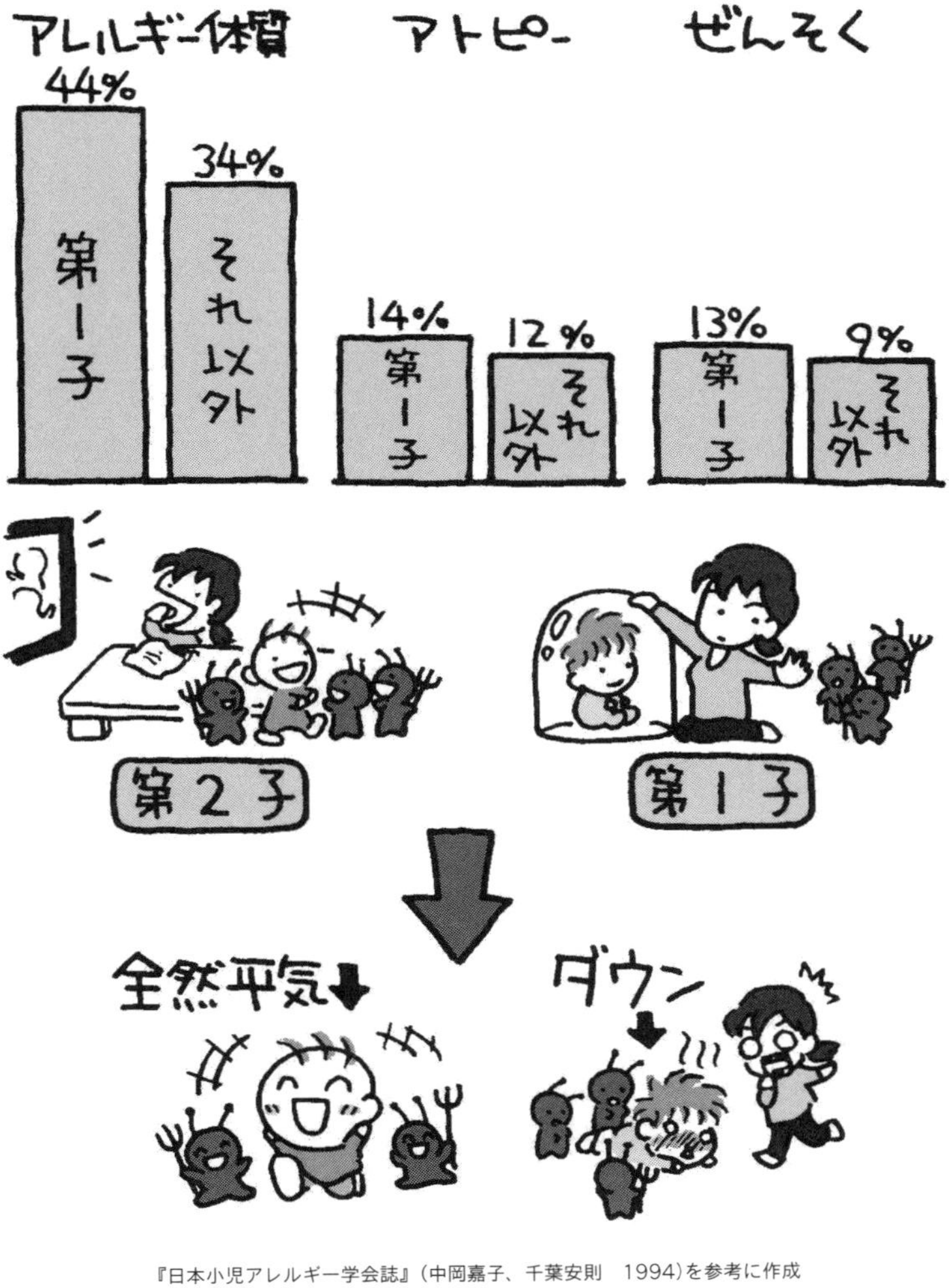

『日本小児アレルギー学会誌』(中岡嘉子、千葉安則　1994)を参考に作成

腸内フローラを育てると子どもがかしこく、優しくなる

「わが子が生まれたら、かしこく優しい子に育てたい」と願うのも、親の常。その方法も赤ちゃんの誕生前に知っておくことが大事です。腸内フローラを豊かに育てることで叶えられるからです。腸内細菌は、脳の発達や行動にまで影響をおよぼしています。

スウェーデンのカロリンスカ研究所とシンガポールのジェノーム研究所の研究チームは、腸内細菌を持つマウスと持たないマウスを用意し、それぞれの成長を観察しました。

結果、腸内細菌を持たない〝無菌マウス〟は、成長後より攻撃的になり、危険な行動をともなうことがわかりました。

次に、無菌マウスを2つのグループにわけ、成長初期と成熟後にそれぞれ腸内細菌を導入し、比較検討しました。結果は、成長初期に腸内細菌を導入したマウスは、成長後、通常のマウスと同じように問題のない行動を示しました。ところが、成長してから腸内細菌を導入したマウスは、無菌マウスと同じく、攻撃性の強い性格となったのです。

以上のことから、腸内細菌は生まれたばかりの子どもの脳の発達に、影響をおよぼし

ていると研究チームは結論づけました。

この研究の中心となったR・D・ヘイジ博士やS・ペターソン博士たちは、マウスの成長のどの段階で腸内細菌が脳の発達に影響を与えているかについて、ある特定の時期がありそうだと語っています。しかも腸内細菌は、脳の伝達物質に影響をおよぼしているうえに、脳の神経細胞のシナプス（神経細胞間の接合部）の働きにも影響を与えている可能性があると述べました。このシナプスが多く、働きが活発である状態を「脳が発達している」といいます。頭のよさは、このシナプスの数と働きによるところが大きいのです。

なお、無菌マウスでは、セロトニンやドーパミンなど幸福感や意欲に関与する幸せホルモンの量が少なかったこともわかっています。幸せホルモンが少ない子は、幸福感を感じにくく、攻撃的だったり不安感が強かったりなど「育てにくい子」になりやすくなります。

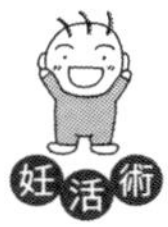

腸内細菌は脳の発達や行動にも影響を与える

腸内細菌は脳の発達にも関係がある

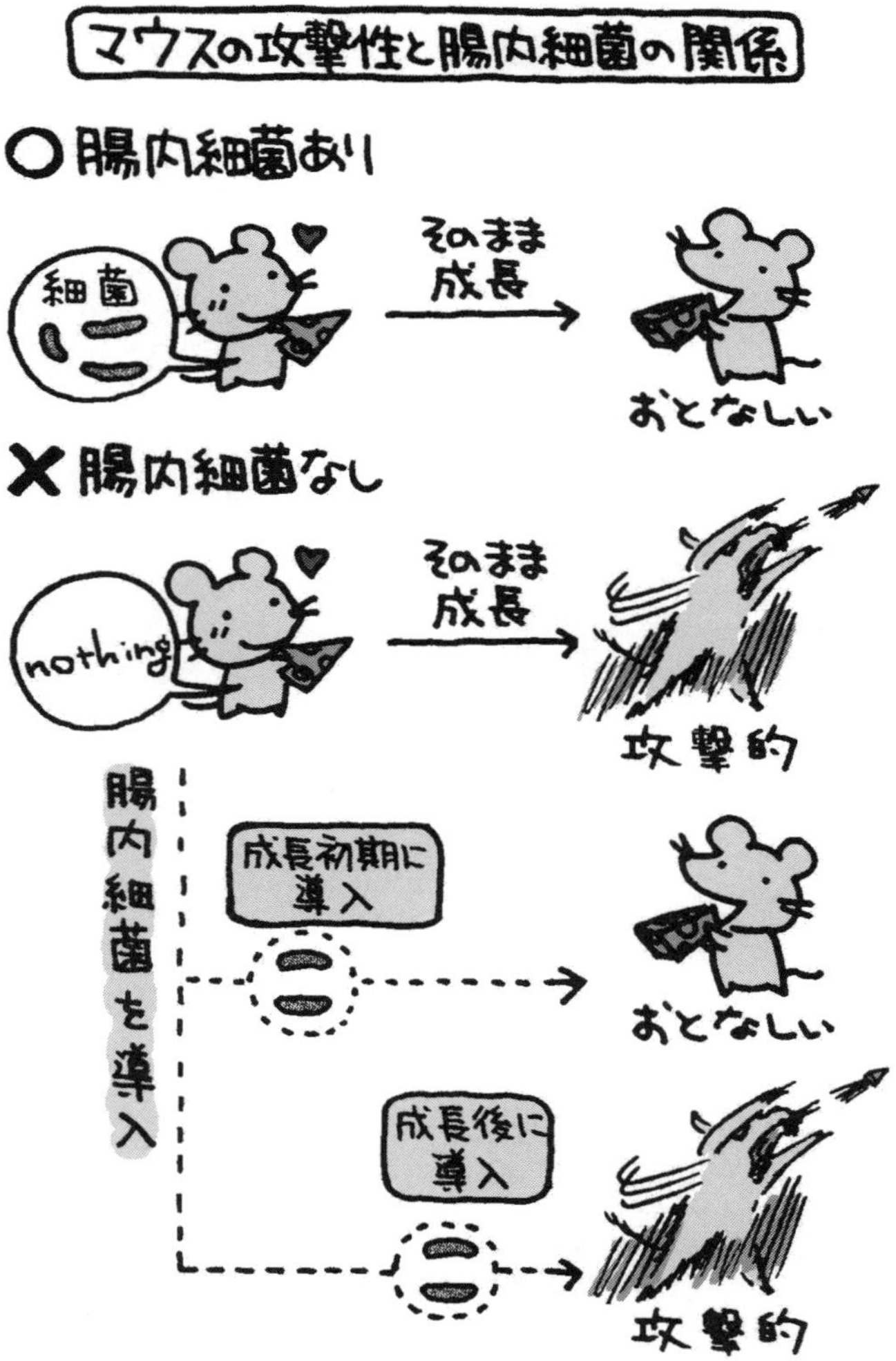
マウスの攻撃性と腸内細菌の関係
○ 腸内細菌あり
細菌
そのまま
成長
おとなしい
✕ 腸内細菌なし
nothing
そのまま
成長
攻撃的
腸内細菌を導入
成長初期に
導入
おとなしい
成長後に
導入
攻撃的

「3歳までの英才教育が大事」はウソ

腸内細菌が脳の発達に与える影響について、もう1つ、すごいことがわかっています。L・M・イイエル博士らは、人間におけるカテコールアミンやヒスタミン、アセチルコリンなどの神経伝達物質の合成に関与する酵素が、細菌からそのまま人間に直接的に伝達されているという研究結果を発表したのです。

つまり、本来、細菌たちの間で情報の伝達に使われていた物質が「生物界」を越えて、宿主である人間へも作用していることが明らかになったのです。結果、人間は、細菌と共通する数多くの神経伝達物質を持つようになったといいます。幸せホルモンの一種であるセロトニンも、もともとは腸内細菌たちの伝達物質であったこともわかっています。

「子どもの才能は3歳までで決まる」という考え方があります。この考えはおおむね正しいと私は思います。しかし、「3歳までに英才教育を始めないと手遅れになる」というのではありません。これは明らかなニセ情報です。胎教なども必要ありません。そんなのは「かしこい子に育てたい」という親心につけいる業者の宣伝文句です。

たしかに、脳の神経細胞のシナプスの数がもっとも増加するのは、生後3年間です。この時期は脳の環境への依存率が高まる「聖域」です。このときに必要なのは、人類発生当時から脳に大きな影響を与えてきた腸内フローラの発育を大事にし、腸内環境を正常に保つことです。

反対に、3歳までの「英才教育」は禁物です。人類がつくってきた現代的な物質文明の影響、知識的な刺激は、子どもが本来持っている感性を抑制してしまいます。3歳までの子は大自然のなかにまかせきりにしておいたほうが、ゆくゆくはかしこい子に育つのです。

感性は好奇心ややる気のもとです。感性が豊かであれば、学習の成果は確実に伸びます。学習による知識の習得は、3歳までの感性の素地のうえでなされるのが本当です。

しかし、感性が弱いと学習は画一的となり、独創性が出てこなくなります。感性が養われる3歳までの聖域に、知識的な刺激ばかりをたくさん受けとるような異常な体験をしてしまうと、脳の原始部分の活動が弱まり、高次脳にまで影響します。それが結果的に、攻撃性、衝動性、暴力性を高める反面、学習意欲を減退させることにもなるのです。

つまり、3歳までの幼児期の養育がその子を優しくしたり、乱暴にしたりするのです。幼児期に外にたくさん連れ出して、自然のなかで泥んこになって遊ばせるのか、狭い室内で「お勉強」をさせるのかが、子どもの将来に大きく影響するということです。

日本はたいへんな情報社会です。日々、たくさんの情報が流され、そこには育児情報もあふれています。多くの親が、育児本を頼りにわが子を育て、雑誌やテレビ番組、あるいはママ友からの情報に子どもの成長を照らしあわせたりします。

しかし、比較するものが多くなるほど目の前にいるわが子の本当の姿が見えなくなり、押しよせる情報に混乱するばかりです。混乱すれば、ますます情報が欲しくなり、スマートフォンに指を走らせ、情報を得ることに熱中しますが、情報が多ければ選択の幅が広がるのではないかというのは妄想です。子どもの真実の姿が見えなくなるだけです。

3歳までに大事なのは、子どもとたくさんスキンシップをし、外で遊ばせ、腸内フローラを豊かに育ててあげること。それが聖域における真の教育だと覚えておいてください。

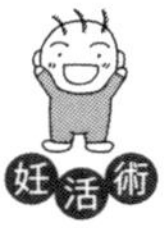

外でたくさん遊んだ子ほどかしこく育つ

自閉症と中耳炎の意外な関係

もう1つ、これからお母さんになる女性たちに、知っておいてほしいことがあります。自閉症の発症にも、腸内フローラの乱れが関係している可能性があることです。

自閉症も子どもに非常に増えている疾患の1つです。私が医者になったときにはめずらしい病気の1つでしたが、現在では100人に1人の割合で発症していると推計されます。だいたい3歳ごろまでに、なんらかの症状が現れるとされています。

一般に、自閉症は先天性の脳の機能障害とされてきました。治療には、脳の異常な興奮を鎮める薬が使われますし、療育の方法は脳へのアプローチが主です。しかし、そうした方法では根本的な解決にならず、なかなか改善されないのが実情です。

ところが最近の研究で、乳児期に長期にわたり抗菌剤（抗生物質）を飲まされた子に、自閉症の発症者が多いことがわかってきました。たとえば、自閉症児の90％以上が2歳になるまでに耳感染症を経験していることが報告されています。

耳感染症とは、耳に病原体が侵入して炎症が起こる病気で、乳児期に多いのは中耳炎です。中耳は鼻と耳管でつながっています。通常、中耳は無菌ですが、乳幼児は耳管が短く、鼻から病原体が侵入しやすくなります。それによって炎症が起こると、耳がひどく痛くなったり、耳から膿が出たり、発熱したり、中耳に水がたまったりしてしまうのです。

その不快感から、赤ちゃんはひどくぐずるようになります。初めての赤ちゃんの場合、お母さんには何が原因かわからないことがあるでしょう。実は気分的なものではなく、中耳炎などの病気にかかっていたというケースは、よくあります。

中耳炎で耳鼻科を受診すると、ほとんどの場合で抗菌剤が投与されます。発症の回数が増えると、抗菌剤の服用数も増えます。しかも、中耳炎は一度かかると治りが遅いために長期間にわたって処方されるケースも少なくありません。自閉症児は、そうでない子に比べて、3倍以上もの抗菌剤を飲まされているというデータもあるのです。

とくに生後18カ月以内に抗菌剤を複数回にわたって与えられることは、自閉症の発症に大きなリスクとなるとも報告されています。前にもお話ししたように、生後1年は、腸内フローラの組成ができあがる時期です。その後は大人と同じような腸内フローラが築かれていき、脳の発達に影響していきます。生後18カ月とはそうした重要な時期なのです。

抗菌剤を飲めば、まず腸に入ります。耳の病原体を叩く前に、腸にいる細菌たちを殺すことになります。腸内フローラが未熟で、細菌数もまだ十分でない時期に、その影響は大きいものとなるでしょう。雑多な菌のいない場所では、病原菌がすみつき、有毒物質を発生させるようにもなります。その有毒物質や、菌種が少なく偏った腸内フローラが、脳や心の発達を障害する可能性が明らかになってきたというわけです。

中耳炎は重症化すれば鼓膜切開が必要になり、放置すれば聞こえが悪くなる可能性の高い病気です。聞こえの悪さは、言葉の発達にも影響します。よって、医師は「抗菌剤が必要」という診断をたびたびくだします。

たしかに、重症化は防がなければいけません。しかし、軽症ならば飲まなくてもよいこともあります。不必要な服用は避けることです。なんでもかんでもすぐにたくさんの薬を処方する医師がいれば、必要以上に薬を出さない医師もいます。患者の質問に「よけいなことを聞くな」という態度で答える医師がいれば、細かな質問にもすべて誠意をもって答える医師もいます。お母さんが信頼でき、子どもの健康をたくせると思う医師を探すことです。

なお、抗菌剤を処方されたときには、なぜこの薬が必要か医師に確認し、服用の際には、一緒にビフィズス菌などの整腸剤を飲ませてください。医者に頼めば処方してくれます。

また、母乳には腸内細菌を増やす働きがあるので、いっぱい飲ませてあげましょう。母乳は、お母さんが食べたものからできていますから、第4章で紹介するような善玉菌を増やす食事を出産後も続けてください。断乳したあとの子には、腸内細菌のエサになるものをたっぷり食べさせます。元気なときには外で泥んこになって遊ばせてください。こうしたことをふだんから心がけることは、わが子の腸内フローラを守り、免疫力を高めることになります。免疫力が高まれば、中耳炎などの感染症を発症することもなくなっていきます。

一方、自閉症を発症したのちに、腸内フローラを育くむ食生活を徹底して行うことによって、症状が大きく改善したケースも数多く報告されています。すべてのケースでよくなるわけでないにしても、自閉症の治療法として大きな希望となっています。

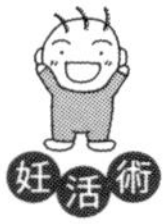

抗菌剤はなるべく飲ませない

手洗いをしすぎると風邪を引きやすくなる

赤ちゃんが生まれたら元気な子に育てるために、もう1つ大事なことがあります。それは、手洗いを過度にさせないことです。

「風邪予防には、手洗いとうがいが大事」と、メディアからは情報がさかんに流れてきます。洗剤のテレビコマーシャルでは、細菌が手肌や身の回りにウヨウヨいて悪さをするようなイメージ映像がたびたび流れます。育児雑誌を見ていると、薬用石けんやうがい薬を使う重要性が強調されています。

そうしたものを日々目にしていると、風邪は恐ろしいものであり、手洗い・うがいをしなければ、その恐ろしい風邪菌の魔の手にかかってしまうような気持ちにさせられます。「菌は怖い→感染を防ぐには手洗いが必要」と脳に刷り込まれるからです。

しかし、この現代の常識が、日本人をどんどん弱くしています。信じてはいけません。

人の肌には、黄色ブドウ球菌など10種類以上の「皮膚常在菌」がいます。彼らは、皮膚から出る脂肪をエサにし、弱酸性の皮脂膜をつくります。病原体のほとんどは弱酸性の場所では生きられません。つまり、常在菌がつくる弱酸性の皮脂膜は、病原体が肌につくのを防ぐ第1の砦であり、常在菌を守ることも大事な風邪予防なのです。

ところが、石けんで手を洗うと、皮膚常在菌も皮脂膜のバリアもはぎとられます。肌が丸裸になってしまうのです。皮脂膜のバリアが失われれば、肌は中性になります。こうなると、病原体が皮膚にくっつきやすくなるのです。

ただし、昔ながらの固形石けんであれば、約1割ほどの皮膚常在菌が残ることがわかっています。1割の常在菌がいれば、12時間後にはもとの状態に戻ります。ですから、石けんは1日に1回だけ、お風呂に使う程度ならば問題ありません。

ところが、薬用石けんや液体石けんなどを使うと、常在菌を根こそぎ流してしまうことになります。石油からつくられた洗浄力の強い合成界面活性剤が、常在菌を肌からはがしてしまうからです。こうなると、もとに戻るまでに長い時間を要します。

そんな洗浄剤を1日に何回も使ったらどうなると思いますか。肌がカサカサになってきて、ひどくなるとひび割れを起こします。皮脂膜のバリアが失われるからです。皮脂膜は脂肪からできていて、肌にうるおいを与える役目もあります。肌の乾燥の最大の原因は、子どもも大人も、実は洗いすぎにあるのです。

肌のカサカサは、皮膚表層の角質細胞の間に、すき間ができていることを示しています。そこから細菌やアレルゲンになるものが皮膚内に入り込みやすくなります。すると、「異物」の侵入を察知した免疫細胞が炎症を起こし、かゆみや肌荒れなどが生じます。アトピー性皮膚炎は、それが悪化した状態です。

手洗いは、流水で10秒間流すだけで十分。石けんは、目に見える汚れを落とすときに使うものです。洗いすぎれば、かえって病原体が付着しやすいキタナイ手になります。帰宅後や食事前に手洗いをしなくても、大丈夫。それでよいのです。チョイ悪菌が頻繁に腸に入ってくるほど、免疫力は高まるからです。もし、それで風邪を引くようならば、免疫力や腸内フローラが未熟だという大事なことを体が教えてくれているのです。

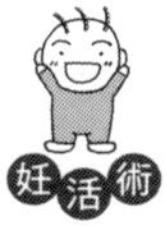

手洗いは流水で10秒間流せば十分

皮膚にいる菌も私たちを守っている

表皮ブドウ球菌
汗や皮脂をエサにグリセリンや脂肪酸を作る。脂肪酸は肌を弱酸性に保って抗菌ペプチドを作り、黄色ブドウ球菌の増殖を防ぐ。グリセリンは皮膚のバリア機能を正常に保つ。

黄色ブドウ球菌
皮膚の表面、毛穴にいる。皮膚がアルカリ性になると増殖して皮膚炎などを起こす。

アクネ桿菌
酸素があると増殖できないので、毛穴や皮脂腺にいる。皮脂をエサにプロピオン酸、脂肪酸をつくり出す。皮膚を弱酸性に保ち、毒性の高い細菌の増殖を抑える。ニキビの原因となるが、増殖しなければOK。

バイキン扱いされているけどこれらは皮膚を守る役目も果たしているんだよ

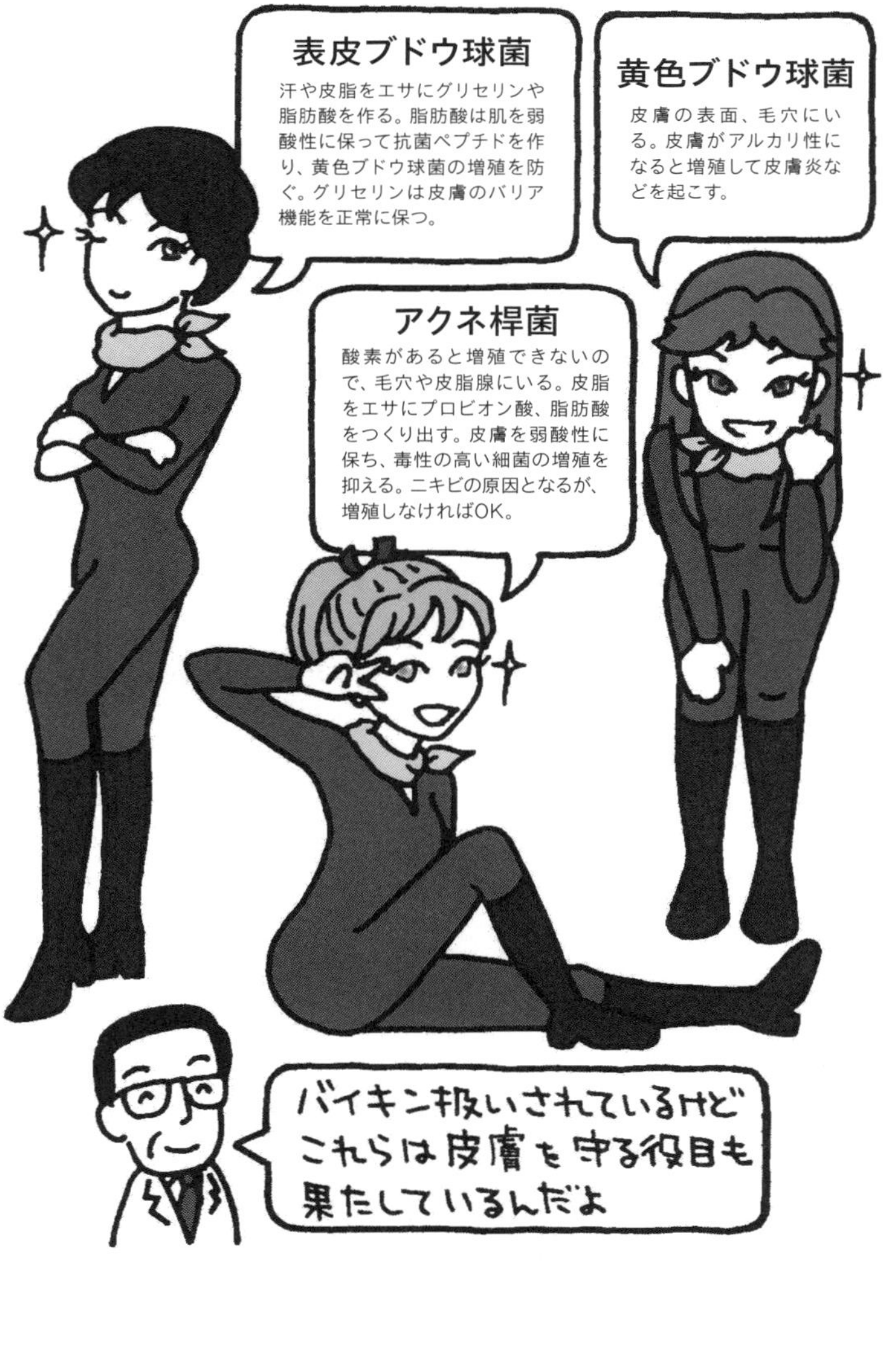

3章

男たちよ。
ちゃんと男性力を
発揮していますか？

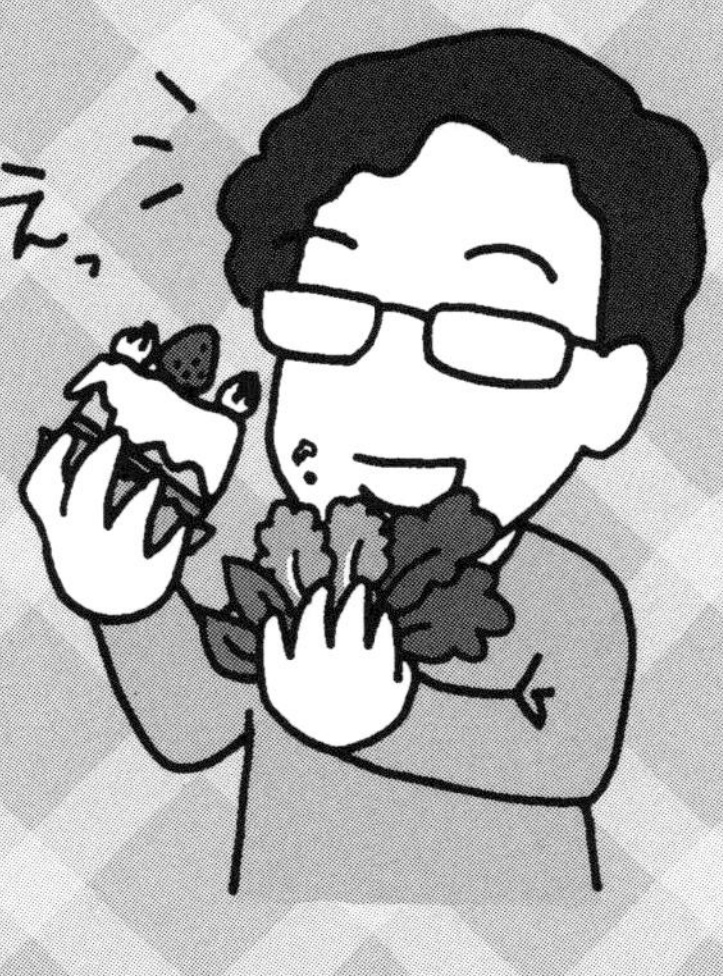

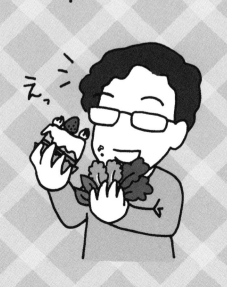

日本人の性がアブナイ!

今、不妊症のカップルの約半分は、男性に問題があるといわれています。多くは「造精機能障害」、いわゆる「無精子症(精液に精子がいない状態)」や「乏精子症(精子の数が少ない状態)」、「精子無力症(精子の運動率が悪い状態)」などです。

ただ、私はそれ以上の問題がある思っています。男性の性欲そのものが低下しているのです。私は「日本人の性が危ない!」と、40年も前から訴え続けてきました。でも、私のか細い声では社会を動かすことはできず、不妊に悩むカップルは増え続けています。

なぜ、日本人の性は非常に危ない状態になってしまったのでしょうか。

日本では、「性」の話題がいっさいタブーであった時代が長くありました。人間の性に関する科学的研究もきわめて少なく、学問としても扱われていませんでした。そのためか、日本で「性」の話というと、どうも「快楽の性」のみが連想され、淫らなもの、不潔なもの、興味本位なものという印象が先に立ってしまいます。

最近、芸能人の不倫問題が世間をたびたびにぎわせていますね。日本人の道徳観から外れた恋は、淫らで汚く許されないものとして、いっせいに袋叩きにされてしまいます。週刊誌が当事者を追い回し、無関係なコメンテーターが非難の声をあげる様子などは、日本人の「性」がいかに幼稚で危なっかしいものかを表しているように思えます。

性には、「快楽の性」もありますが、「男女の両性を区別する性」「生殖、繁殖などの性」もあります。そのすべてには、「心」が密接にかかわっています。この点こそが、人間の性の特徴です。

人間の性には、生殖の前段階として、他者の存在を許す「心」、そして他者を愛し求める「心」があります。人の愛や性には「心」が重要です。一方、野生の動物の性は、ひたすら強い子孫を残すことにあります。人間の場合は、まず「心」が宿り、そこに「力強さ」が加わって、生殖能力が発揮されることになるのです。

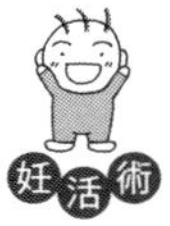

「性」に心を宿していますか？

一緒に寝て、なぜ何もしないの？

私が大学教授として医学生たちを指導していたときからすでに、若い男性たちの性欲減退が見られました。「セックスは汚いからしたくない」という男子学生は、めずらしくありませんでした。「オシッコの出る場所をくっつけあうのは汚い」というのです。アダルトビデオがあれば生身の女性は欲しくないという学生もいました。「実写よりアニメのほうが美しくて好き」という者もいました。ツルツルがいいというのです。みな、医者を目指す卵たちです。

もっとも印象的だったのは、若い男女の学生が、「昨晩、同じ布団で2人で寝ました」とあっけらかんといったことです。「君たちはつきあっていたんだ。気づかなかったよ」と答えると、「何をいっているんですか。ぼくたちは友だちです。エッチなんてしませんよ。ただ眠っただけです」と、軽蔑するような目でこちらを見るのです。

私には、その男子学生の顔が女性のように見えました。「セックスは汚い」といった男子学生の顔も女性のようでした。生物界で起こっている異常事態、「オスのメス化」

が日本人の男性にも起こってきていることを痛感したのでした。

今、地球環境には、女性ホルモンに似た作用を発揮する汚染物質が蓄積しています。人間がたれ流した汚染物質は、オスのメス化を引き起こしています。オスの精巣に卵母細胞ができたりしているのです。日本沿岸にすむ複数の魚にも、メス化現象が確認されています。魚の体に直接女性ホルモンを注射したような異常な数値が検出されているのです。

その影響は、めぐりめぐって、人間界にかえってきます。海の魚たちをメス化させているのは、生活排水や工業排水に含まれる環境ホルモン（内分泌かく乱物質）です。環境ホルモンは、土壌からも発見されています。私たちは海や土が育んだ恵みをいただいて、今日も生きています。人は地球と一体であり、地球環境を汚せば、しっぺ返しは当然人も食らうことになります。日本人男性のメス化や性欲の減退は、その象徴なのでしょう。

美しい奥様と一緒に寝ても、ムラムラできない男性もメス化の始まりかも。要注意です。

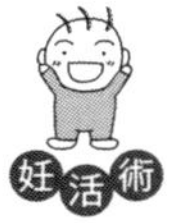

日本人男性はメス化しやすい状況にある

精子が減っているのは、なぜ？

昔話をして恐縮ですが、私たち世代が若いころは、女性と交際するとき、もっとも恐れていたのは、結婚前に子どもができることでした。大好きな女性と一晩をともにできる喜びのなかで、「妊娠させたらどうしよう」という一抹の不安も感じていたものでした。

今は、「奥さんを妊娠させてあげられなかったらどうしよう」「自分の精子に問題があると知るのが怖い」という男たちが増えています。女性はそんな男性を「情けない」なんて思わないでくださいね。環境汚染の影響をいちばんに受けやすいのは、男の体なのです。

排気ガスが生殖器をおかす、とくに精子を減少させるという研究結果が発表されています。生後3カ月間、排気ガスを吸わせたラットは、除塵装置をつけた場合でも精子の数が半分以下に減っていました。妊娠中の段階で親に吸わせると影響はさらに深刻で、胎児の精巣の細胞や卵胞が減り、男女ともに不妊の可能性が高まりました。免疫機能が低下し、アレルギー体質になりやすいこともわかりました。

環境汚染が影響するのは、男性の精子だけではありません。女性に子宮内膜症が急増していますが、その原因も環境ホルモンにあることがわかってきています。

子宮内膜症とは、子宮内膜またはそれに似た細胞組織が、子宮以外のところで増殖する病気です。月経のたびにそこからも出血して激しい月経痛を起こしたり、性交痛を生じさせたりします。不妊症の原因の1つにも数えられています。

子宮内膜症の原因は、ダイオキシンなどの環境ホルモンにあることが、アメリカのウィスコンシン大学のグループのアカゲザルを使った研究によって確かめられています。ダイオキシン入りのエサを4年間にわたって与え続けたところ、ダイオキシンを多く与えられたサルのグループほど、子宮内膜症も多かったのです。

環境汚染は文明社会のなかで起こります。文明は私たちに便利で清潔で暮らしやすい快適な環境を与えてくれます。しかしその一方で、「生物としての性」を衰えさせるのです。

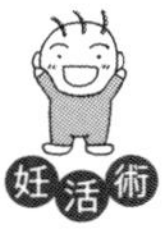

排気ガスをなるべく吸い込まない

メスは強いオスがお好き

マザコンの男性は女性から嫌われます。もしも結婚すれば、相手の母親の影響を強く受けて生活していくことになるからです。でも、理由はそれだけではありませんね。女性にはマザコン男を避けようとする本能があります。男性力が低い可能性が高いからです。

生物の世界で、メスが常に強いオスを求めるのは自然の成り立ちです。

アフリカのメスライオンはブロンドのたてがみのオスより、黒毛まじりのたてがみのオスを好むとする研究結果を、米ミネソタ大学のグループが米科学誌『サイエンス』で発表しています。タンザニアなどで観察や実験を続けた結果です。

オスのたてがみは、男性ホルモンのテストステロンの血中濃度が高いほど長く、ブロンドから黒毛まじりへと、色が濃くなる傾向があるそうです。群れの観察結果をもとに、現地で実物大の模型を使って実験しました。結果、メスは10回中9回、黒毛まじりのたてがみを持つ模型に近づいていったとのことでした。

ライオンの群れの観察結果からは、たてがみが黒いほど体格がよく、繁殖期間も長く、ケガをしても生き残るオスが多いこともわかりました。つまり、メスライオンが求めていたのは、男性ホルモンを多量に放ち、繁殖力が強く、体力のあるオスだったのです。

人の場合、母親の影響が強い男性はメス化しやすくなります。潔癖症になるからです。幼いころから母親が隣によりそい、「汚いものはさわらない」「ウンコ・オシッコはバッチイ」などと行動を制限されて育つと、目に見えない細菌に恐れを抱くようになります。そして、手や体を液体せっけんでせっせと洗うようになります。洗濯では、殺菌力の強い洗剤を使います。なんでもかんでも殺菌力の高いものを求めます。工業用洗剤の原料の「ノニルフェノール」や、界面活性剤に含まれる「オクチルフェノール」も、男性をメス化させる環境ホルモンの一種であることが確認されています。超潔癖症の男性はメス化しやすいのです。メス化を脱却するには、そうしたものの使用をやめることから始めましょう。

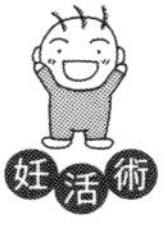

殺菌力のある洗剤を使わない

「セックス」と「妊娠」を切り離そう

日本人の男性は、「生物としての性」が衰えていることはお話ししました。それが不妊症の原因の一端ともなっています。

現在の男性が生殖能力を高めるには、セックスと妊娠を切り離して考えることから始めるとよいと、私は思っています。男性の心は、自分で感じている以上にデリケートです。デリケートな心は、精子の活動力に影響します。

「自分の精子のせいで赤ちゃんができない」「妻に申し訳ない」というプレッシャーは、セックスの喜びを忘れさせます。それが精子の働きを弱めることになります。でも、先ほどもお話ししたように、精子の働きが悪いのはあなたのせいではないのですよ。高度に発達した文明社会に生まれた男性はみな、メス化しやすいのです。そこに責任を感じることはありません。大事なのは、今、目の前にいる女性と心からの交流としてセックスをすること。そうしていれば、自然と精力は高まっていきます。

セックスは2人の心の交流です。下半身の問題と思っていたら大きな間違いです。

男性の性的興奮には、2つのパターンがあります。1つは、視覚や聴覚、嗅覚、触覚などの「五感」や、イメージ、空想などのきっかけで起こる「中枢性」のものです。もう1つは、性器や性感帯に与えられた刺激による「末梢性」のものです。

中枢性の性的興奮は、脳の「前頭葉」から生じます。前頭葉とは、大脳の前方にあり、思考ややる気、感情、性格、理性などの中心です。ここを経て大脳辺縁系にある性的中枢に伝えられます。そして、視床下部の官能性勃起中枢を興奮させて末梢神経に伝えられ、骨盤内にある勃起神経が興奮します。結果、男性器の海綿体が充血して勃起するのです。

つまり、精力を高めるには、股間の刺激だけでは不十分で、脳の刺激も大事です。脳の興奮は、愛する女性のエロティックな姿で高まるもの。「これで妊娠するかな」と考えていては、脳の性的興奮が冷め、結果的に精子の活動力も落ちてしまうということです。

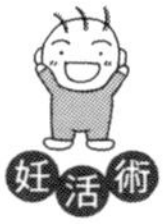

「妊娠のためのセックス」をしてはいけない

デートを楽しむ夫婦は妊娠しやすい

性欲は脳によって芽生えます。恋をするのも、前頭葉の働きです。前頭葉は、人間だけが持つ、視覚や聴覚、空想などで得た情報を、本能をつかさどる動物脳の「大脳辺縁系」に伝える大切な場所なのです。

ですから、男性が「性欲」をわき立たせるには、女性をデートに誘ったり、映画を観たり、会話をしたりすることが必要です。「洋画なんか用がない」、なんて奥さんの申し出をむげに断ったりしてはいけないんですよ。買い物に出かけたら、「必要なものを買ったら終わり」ではダメ。男は努めてでも奥さんが好きなスイーツのお店に誘い、お茶をしながらおしゃべりする。そんな習慣のある夫婦のほうが、妊娠しやすいのです。

夫婦生活が長くなると、デートをする機会も減りますが、日常にささやかでも2人だけの楽しみを持つことが、男の前頭葉を刺激し、性能力を高めさせるんです。「恋心なんてもう冷めた」なんていっていたら、自分のためになりません。恋心をいだき、イマジネーションをふくらませながら、女性とちょっぴりエッチな内容を交えた会話をし、前もってドキドキ感を高めておく。このプロセスこそがセックスの充実に不可欠だったのです。

「仕事ができる人は、セックスも旺盛」と言いますよね。仕事もセックスも前頭葉の能力にかかわる問題だからです。同じ場所ですから、どちらか一方だけが優れているということはない。言いかえれば、セックスが旺盛になれるよう奥さん相手にプロセスの構築に励んでいると、前頭葉が刺激されて活性化し、仕事のできる男にもなれるということです。

不妊治療を始めると、タイミング法を試みるよう指導されます。タイミング法とは、女性の排卵にあわせてセックスをする方法です。子づくりのために医師の指示でセックスをするなど、男には逃げ出したくなる状況です。それでも、セックスは2人の楽しみのためにあると割り切り、タイミング日にも、「愛する妻との愛のプロセス」に励むことです。

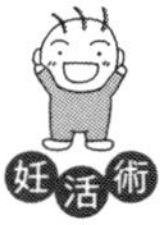

排卵日だけのセックスはやめよう

セックスを旺盛にする前頭葉の鍛え方

アダルト映像でひとりエッチをする男は、性能力の減退を起こします。早漏になりやすいからです。男が勃起するのも、女性が濡れるのも、副交感神経が優位なときです。ただ、男の射精時には交感神経が活躍します。勃起中枢の興奮が副交感神経をとおって男性器に伝わり、完全に勃起した瞬間に、今度は交感神経が緊張することで射精が起こります。

早漏は、勃起が不十分なうちに脳からの刺激が強まり、早くに交感神経が働いて生じます。アダルトビデオなどをよく見ていると、脳からの刺激が過剰になって、勃起不全のまま射精が起こってしまうのです。これでは、精子の活動力も活発にはなれません。

この下半身の反応を調整するのが前頭葉です。前頭葉の能力には個人差があります。鍛えることができるのです。京都大学の大島清名誉教授は「10歳までの間に、家族や友だちとの会話によるコミュニケーションを通して、自分の意思や感情を表現することが大切です。読書や作文をきちんと経験した人は、前頭葉の発育がいいのです」と語っています。

前頭葉は10歳くらいまでにほぼ完成するといわれます。だからといって、あきらめないこと。大人も積極的に前頭葉を使うようにすれば大丈夫。改善が望めます。

浜松医大の高田明和名誉教授は、対人関係の希薄さがセックスを弱くしていると話していました。おしゃべりをしたり、スキンシップをしたりというコミュニケーションが、前頭葉を発達させ、性能力を強くしてくれるということです。

また、食べすぎないことも大事。脳という臓器がこの世界にできたばかりのころ、脳は、もっぱら性行動をつかさどっていました。腸から発展した原始脳が性行動にかかわっていたのです。結果、人間の脳には「食欲」と「性欲」が今も隣りあった部位に存在しています。つまり、「食べること」と「セックスすること」は同じ水源なのです。よって、食べすぎると性欲は失われます。逆に、性欲が抑えられると、異常に食べたくなります。性欲を高めるには「腹八分目」です。「今晩は楽しもう」という日の夕食は少なめに！

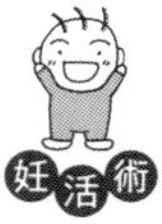

会話を楽しむ。食べすぎない。

腸内細菌はときめきのもとでもある

２０００年のノーベル生理学・医学賞は、ドーパミンの研究をしたＡ・カールソン博士らのグループでした。神経伝達物質であるドーパミンは「幸せを記憶する物質」であると明らかにされたのです。ドーパミンは、やる気や性欲や興奮のメッセージを脳に与える機能を持っています。恋愛中に「好きな気持ち」をおさえられなくなるのも、このホルモンによって脳に記憶されるからです。

ドーパミンを誘導するホルモンに、媚薬ホルモンとも呼ばれるＰＥＡ（フェニルエチルアミン）があります。この誘導体の作用によって、ドーパミンは大量に分泌されます。

ＰＥＡは、食物のなかにも存在し、とくにチョコレートやチーズなど、微生物によって発酵したものに多く含まれています。ただし、それらを食べても、ＰＥＡはあっという間に分解されて尿に排泄されてしまいます。ですから、パートナーの心をつかみ続けようと、チョコレートやチーズをたくさん食べさせても、あまり効果はないようです。

ＰＥＡは、恋愛初期、緊張や不安を感じている時期に多く分泌されることもわかっています。恋愛関係が2〜3年も続き、2人の仲が安定してくると緊張や不安はなくなり、それと同時にＰＥＡの分泌は低下。ドーパミンの分泌量も激減します。「好きで好きで、いつもくっついていたい」という恋心が、たいていの場合3年で冷めるのはこのためです。

妊娠力を高めるには、ここからが重要です。ＰＥＡの分泌が低下したころから、ドーパミンにかわって出てくるのがβ-エンドルフィンです。このホルモンは、人に休息や安心感などの感情を起こします。セックスしているときの快感やうっとりとした幸福感を感じるのも、このホルモンのおかげです。

β-エンドルフィンが分泌されるようになると、恋愛初期よりずっとセックスに多幸感がわいてくるようになります。心からリラックスし、副交感神経がパーンと優位になります。副交感神経の優位時に、男女の生殖器は活動力を高めることは前にお話ししました。精子と卵子が出会いやすい状態が、セックス時にお互いの体につくられます。そうしたうっとりするような性交が妊娠力を高めるのです。

ただし、1つ問題があります。β-エンドルフィンの分泌には努力が必要なのです。それは、愛情を相手に伝え続けること。これを怠ると結婚して3年、「ただのデブのハゲだった」と奥さんの愛情が急激に冷めていくことになります。奥さんのβ-エンドルフィンが分泌しなくなってしまったからです。夫婦の愛情がたっぷりの家庭に生まれた赤ちゃんほど幸せな子はないでしょう。それにはパートナーを大切にし、十分な愛情表現をすること。それこそ恋心を長続きさせる秘訣だったのです。

実際、大勢の男女のカップルを調査したイギリスの統計によれば、人の愛情のタイムテーブルは多くの場合、2年しかもたないことがわかりました。2年で別れるカップルは、ドーパミンの分泌量が減ったあと、かわりのβ-エンドルフィンを出せなかったということです。

なお、「結婚しても、いつまでもお互いにときめいていられるようなカップルでいようね」と愛の言葉を誓うカップルもいますね。ときめきにはPEAの力が必要です。PEAは微生物発酵でつくられます。腸内細菌を活性化すると、腸での発酵が起こります。腸内細菌を大事にする生活は、ときめく心を長続きさせることにも役立っていたのです。

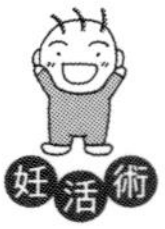

2年以上たっても愛情を伝え続けよう

精子は寒いところが好き

人間の体は、〝ハイブリッドエンジン〟で動いていることをご存じでしょうか。2つのエネルギー生成系が協働しているのです。その1つが、糖質を燃料としてエネルギーをつくる「解糖エンジン」。主に炭水化物を糖に変え、瞬発力のある働きをします。もう1つは「ミトコンドリアエンジン」です。こちらは、わずかな糖を着火剤に、酸素を使って大量のエネルギーをつくります。瞬発力は弱いものの、持続力に優れています。

この2つのエンジンは同時に働くものですが、年齢や体の部位によって、どちらが主導するかが違ってきます。生殖年齢にある若い世代には、解糖エンジンがよく働きます。解糖エンジンは別名を「子づくりエンジン」とも呼ばれます。また、精子や骨髄細胞、皮膚、筋肉など、分裂のさかんな細胞は、解糖エンジンを主に使って活動しています。

つまり、男性が精子の数を増やすには、解糖エンジンを活発に働かせるとよいことになります。そのためにはどうしたらよいでしょうか。

その方法は、生物の進化の歴史をひもとくと見えてきます。

約40億年の歴史をたどると、地球上に最初に誕生したのは、無酸素と低温の環境に生きた単細胞生物でした。強力な放射線に地球がさらされ、生物は深海でしか生きられませんでした。そんな過酷な環境のなかでつくり出されたのが解糖エンジンです。

ですから、解糖エンジンは、低酸素・低体温の環境でよく働きます。

昔から、男性力を高めるには「金冷法」がよいとされてきました。睾丸を冷やす健康法です。精子は解糖エンジンのエネルギーを使ってつくられているので、精巣を低温にしてあげるとよいのです。精巣は、通常、33度に保たれています。入浴後は精巣が温まっていますから、陰嚢がキュッと引き締まるまで水をかけてあげてください。

反対に、精子や精巣は熱に弱く、高温にさらしてしまうと、活動力を弱めてしまいます。お尻にフィットするパンツや保温性に長けたパンツなどは避けるとよいでしょう。

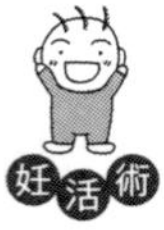

入浴後には睾丸に水をかける

解糖エンジンVSミトコンドリアエンジン
～タイプは違うがどっちもスゴい！～

	解糖系	ミトコンドリア系
場所	細胞質	ミトコンドリア
酵素	使わない	使う
グルコース	たくさん使う	少し使う
体温	32～36℃で 活発に働く	37℃近辺で 活発に働く
紫外線・放射線	必要としない	必要とする
ATP生成	速い（×100）	遅い（×1）
供給される細胞	白筋細胞　皮膚細胞 骨髄細胞　精子 粘膜　上皮細胞	赤筋細胞 脳神経細胞　肝細胞 卵子　心筋細胞

●解糖エンジン

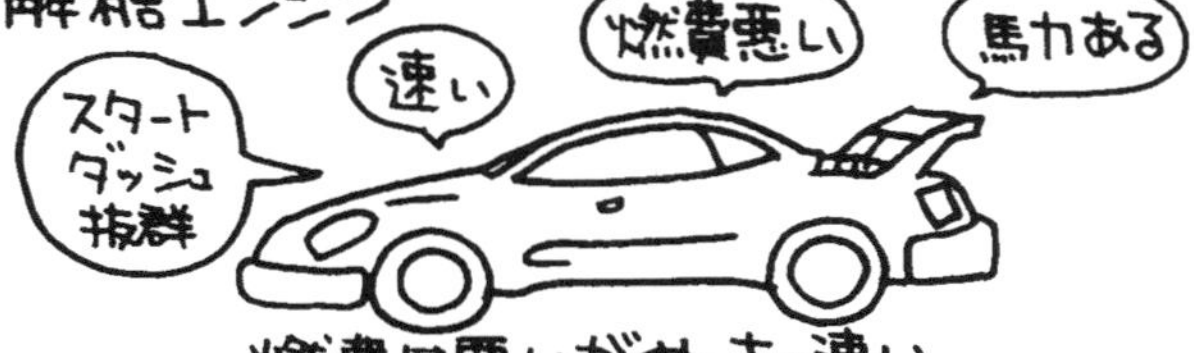
スタートダッシュ抜群
速い
燃費悪い
馬力ある

燃費は悪いがめっちゃ速い

●ミトコンドリアエンジン

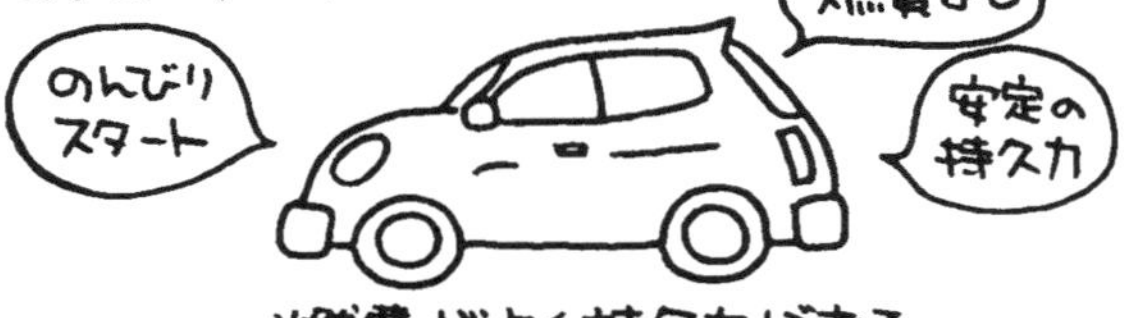
のんびりスタート
燃費よし
安定の持久力

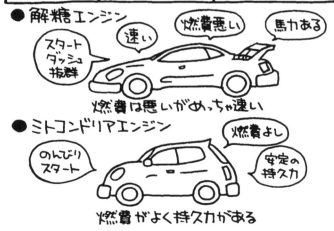

燃費がよく持久力がある

『免疫進化論』（安保徹・河出文庫）を参考に作成

男と女では求めるものが違う

男と女は、違います。子づくりで大事なのは、このことを互いにきちんと理解しあったうえで、歩み寄ることです。

「相手の考えていることや、望んでいることは自分と同じだろう」と思い込んでしまえば、夫婦の間にやがて摩擦が生じます。とくに性ホルモンが私たちの思考におよぼす影響においては、男女で大きな差があります。それは、男と女の間にそそり立つ見えない大きな壁のようです。

たとえば、性欲が高まって肉体的な満足が欲しくなるのは、男性の場合はテストステロンという男性ホルモンが分泌されるからです。性欲の高まりとともにドーパミンも大量に分泌されますが、これもテストステロンの生成をうながします。

テストステロンは「性交したい」という衝動を引き起こします。この男性ホルモンは、女性の体内でも分泌されています。ただし、男性のほうが10～20倍も多くなります。だからこそ、本来ならば、男性のほうが「セックスしたい」という感情が強いのです。

これに対し、性的興奮の高まっている女性に多くなるのはオキシトシンというホルモンです。オキシトシンは「抱きしめホルモン」という異名を持ちます。

女性が性交後に抱きしめられるのが大好きなのは、セックスによってこのホルモンが大量に分泌されるからです。抱きしめホルモンは男性にも分泌されているのですが、射精と同時にいっきに量を減らします。だから、男性はコトのあとにそそくさとベッドから出てしまったり、女性そっちのけで爆睡したりするのです。

通常時も、抱きしめホルモンの体内量は、女性のほうが30％ほど多くなっています。女性が恋に落ちると周りが見えなくなり、ときに病的なほど愛着や執着を見せるようになるのは、このホルモンのためだったのです。

一方、男性ホルモンに支配される男の欲求といえば、大きくわけると「食いたい」と「やりたい」です。抱きしめられたり愛しあったりすることを大切に思う女性にとって、男性のこんな単純思考は、怒り心頭でしょう。ただ逆を言えば、それをわかっているかしこい女性には、男の思考など、転がすのは簡単というわけです。

男は女性の「女らしさ」にひかれます。女らしさをつくるのは、エストロゲンという女性ホルモンです。女性は男の「男らしさ」にひかれるのでしょう。それは男性ホルモンのテストステロンによってつくられます。男女の性差は、まったく異なるホルモンからつくられているのであり、これが思考にも影響するのです。

ところが、結婚生活も長くなると、自分にあわせてほしくなり、そうでないと不満が高じるようにもなります。とくに妊活においては、この男女の差がはっきりと現れます。「子どもができなければしかたがない。妻と2人きりも面倒が少なくていいかな」と思う男と、「なにがなんでも子どもが欲しい。自分の子のためなのだから夫が協力するのはあたりまえ」と思う女。この思考の違いも、性ホルモンのしわざです。

自分と相手の考え方や行動のパターンが違うのは、性ホルモンが違うから。それさえわかって歩みよれば、どんな場面でも男女の間にそそり立つ壁を超えられるでしょう。

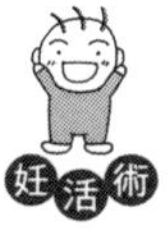

相手の「男らしさ」「女らしさ」を大事にする

男性ホルモンと女性ホルモンはぜんぜん違う！

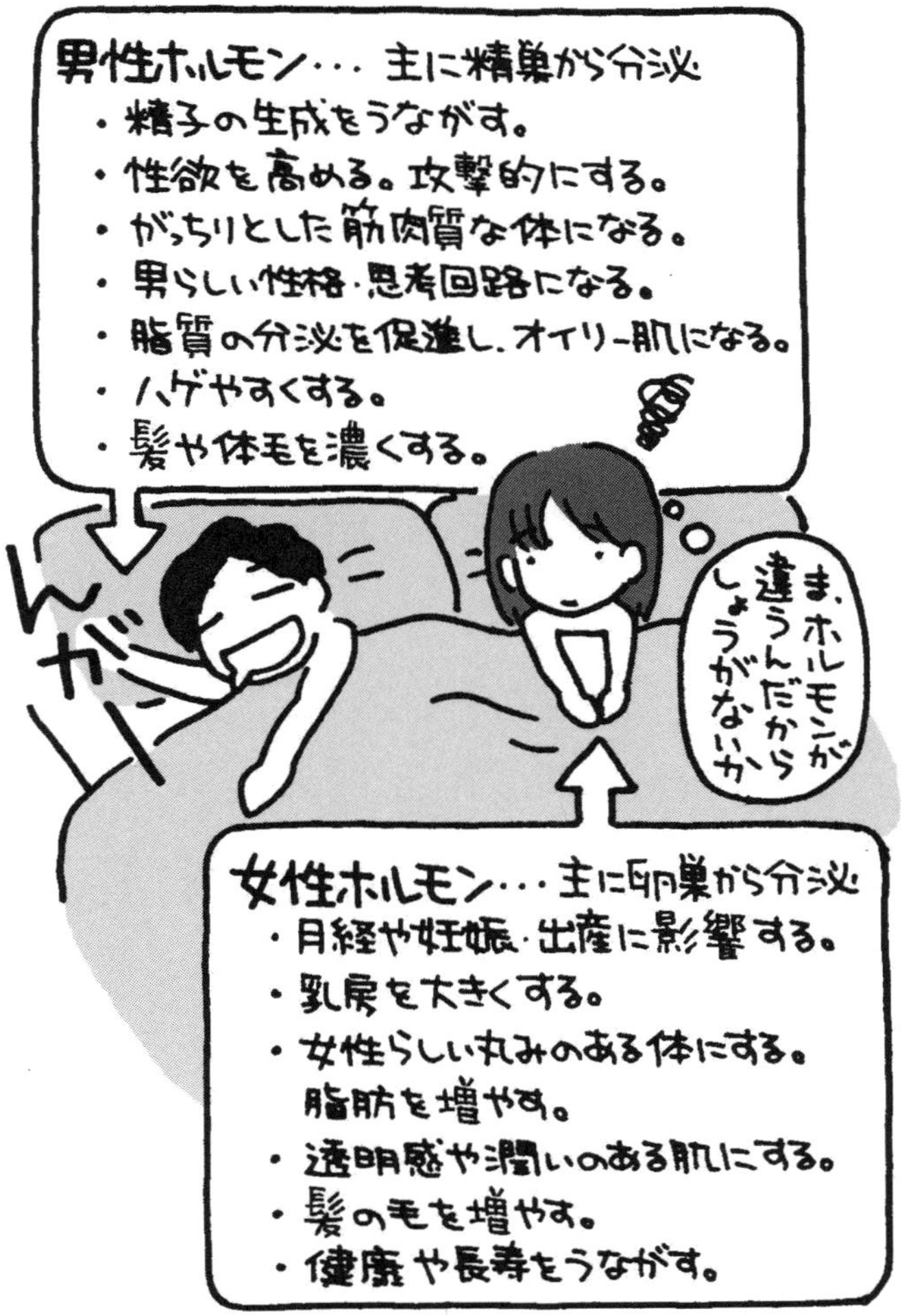
男性ホルモン…　主に精巣から分泌
・精子の生成をうながす。
・性欲を高める。攻撃的にする。
・がっちりとした筋肉質な体になる。
・男らしい性格・思考回路になる。
・脂質の分泌を促進し、オイリー肌になる。
・ハゲやすくする。
・髪や体毛を濃くする。
んガー
ま、ホルモンが違うんだからしょうがないか
女性ホルモン…　主に卵巣から分泌
・月経や妊娠・出産に影響する。
・乳房を大きくする。
・女性らしい丸みのある体にする。脂肪を増やす。
・透明感や潤いのある肌にする。
・髪の毛を増やす。
・健康や長寿をうながす。

4章

腸を元気にして、妊娠力を高める「食」習慣

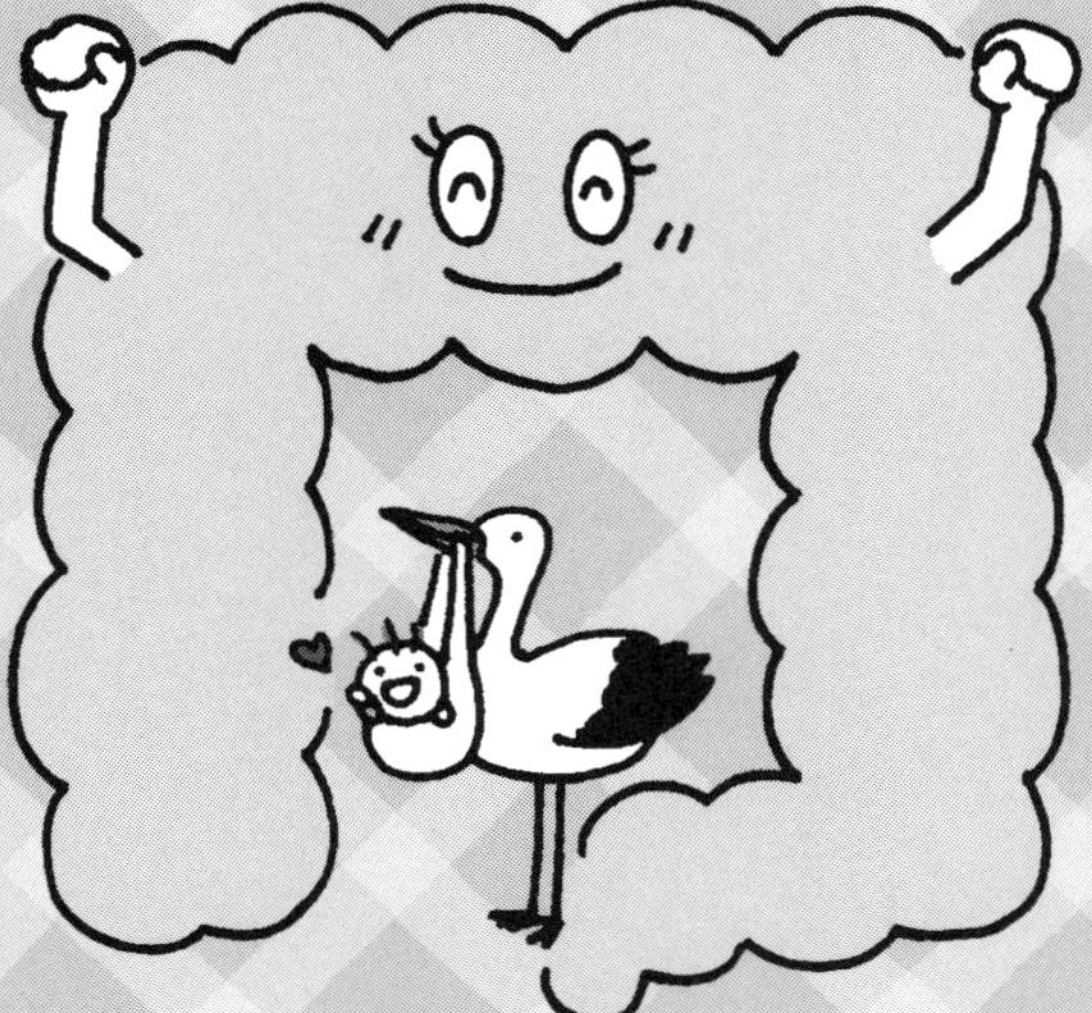

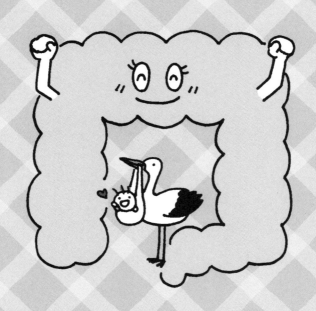

ミトコンドリアエンジンと解糖エンジン

人の体は、2つのエネルギー生成系を使ってエネルギーをつくり出していることはお話ししました。卵子は、主にミトコンドリアエンジンからエネルギーの供給を受けています。

卵子は、胎児期につくられてから、長いものでは50年近く、卵巣のなかで眠り続けています。一方、排卵され、1つの精子とめぐりあい、受精した卵子は、細胞分裂を正確にくり返し、10カ月間かけて外の世界に出ていく準備をしていきます。

このように、長年卵巣にあり、受精卵になってからは持続的に働く卵子には、きちんと継続してエネルギーを供給できるエンジンが必要です。それがミトコンドリアです。

一方、精子は1日に5000万〜1億個つくられます。1回の射精では、1億〜4億個もの精子が送り出されます。射精後には、わずか4〜5日間でもとの数まで戻ります。

ちなみに、精原細胞から精子となるまでは、約70日間かけて分化されています。

もちろん、これらの数字には個人差がありますが、正常な状態であれば、日々たくさんの精子が急ピッチでつくられていることになります。よって、精子の生成には、瞬発力の高い解糖エンジンによるエネルギー供給が求められるのです。

この解糖系とミトコンドリア系は、生殖年齢にある人にはどちらも重要なエネルギー生成系です。両者が連携してこそ、妊娠に必要なエネルギーをつくり続けられるからです。

ちなみに精子の場合、卵子まで泳ぎきる運動は、ミトコンドリアの働きに支えられています。運動量の低い精子は、卵子までたどりつけません。燃料不足になるからです。

一方、元気のよい精子は子宮に入ったのち、４～５日間は生き続けます。卵子までたどりつき、受精できるのは、運動量の高い精子だけです。その持続的な運動量は、ミトコンドリアエンジンによって支えられています。

大事なのは、２つのエンジンのバランス。これらのエンジンの働き方は、食によって違ってきます。毎日の食べ方で卵子と精子のパワーは違ってくるということです。

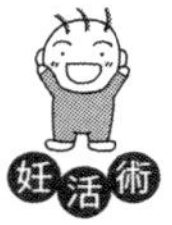

卵子と精子のパワーは毎日の食事で変わる

卵子や精子が老化しやすい理由

ミトコンドリアとは、私たちの細胞内に存在するエネルギーの生産工場です。非常に小さな粒子ですが、1つの細胞にはだいたい100個から3000個ものミトコンドリアがあり、総重量は体重の10%を占めます。60キロの人ならば、約6キロものミトコンドリアを持っていることになります。

ミトコンドリアの重要な働きは、食事で得た糖から電子をとり出し、肺から送り込まれる酸素と反応させて、体で使えるエネルギーをつくり出すことです。

解糖エンジンは、前述したように、地球上に酸素があまりない時代に生きてきた嫌気性細菌が使っていたエンジンで、糖を燃料にエネルギーをつくり出します。嫌気性細菌とは、酸素を使わずに増殖する生物です。

これに対してミトコンドリアエンジンは、地球上に酸素が多くなったことにより獲得されたエネルギー生成系です。その働きは、高度かつ精密で、長時間継続して膨大なエネルギーを生成する持続力に長けています。

ただし、ミトコンドリアエンジンはその精密さゆえ、解糖エンジンが過剰に働きすぎるとそれに邪魔をされ、狂いが生じます。ここが卵子や精子の老化を招くポイントです。酸素を使ってエネルギーを産生する際、電子のリーク（漏電）と呼ばれる現象を起こします。それによって「活性酸素」という老化物質がつくり出されてしまうのです。

活性酸素の特徴は、非常に強い酸化力にあります。ふれるものを酸化させ、サビさせます。たとえば、りんごをしばらく空気に触れさせておくと、茶色に変色し、味も質も落ちます。これは、空気中の酸素によって酸化が起こったからです。

酸化とは、「劣化」あるいは「老化」を意味します。活性酸素は、通常の酸化よりはるかに強い力で、体内の細胞を老化させるのです。

活性酸素は遺伝情報を担うＤＮＡやたんぱく質を攻撃し、傷をつけます。傷ついた細胞は機能が低下し、さらに大量に浴びれば細胞は死ぬか、がん細胞に突然変異します。

では、卵子や精子のミトコンドリアが、活性酸素を大量に発生させてしまったらどうなるでしょうか。こうなると、赤ちゃんの卵である受精卵はできなくなります。もしもできたとしても、正常に成長することは不可能です。人間の体は、たった１つの受精卵からできています。それが細胞分裂をくり返して五臓六腑を持つ人体になるのです。卵子や精子のＤＮＡに傷がついた受精卵では、そこまで正しく細胞分裂を行えないのです。

人体にはもともと活性酸素の害を抑える「抗酸化物質」を分泌する働きも備わっています。ただしその分泌量は、25歳をピークに減ってしまいます。だからこそ、人は25歳を過ぎると老化が始まるのであって、それは卵子や精子も例外ではないということです。

解糖エンジンが「子づくりエンジン」と呼ばれているとおり、生殖年齢にある若い人たちが、瞬発力のある動きをするためには必要なエネルギー生成系です。

ただし、それを過度に働かせてしまうと、今度は健康な受精卵をつくれなくなります。

解糖エンジンをほどほどに動かしてミトコンドリアから発生する活性酸素量を抑えること。ここが大切な卵子や精子を守る重要なポイントになります。

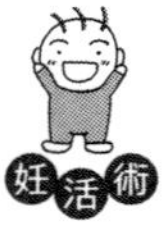

解糖エンジンを過度に動かしてはいけない

「白い糖質」は卵子を老化させる

では、ミトコンドリアエンジンの働きを守るには、どうしたらよいでしょうか。

先ほどもお話ししたように、解糖エンジンを過度に働かせないことです。解糖エンジンは糖だけを燃料として動きます。届けられる糖の量が多くなると、働きを活発にします。よって、糖質をとりすぎないことが、卵子や精子を老化から守ることになります。もっともよくないのは、「白く精製された炭水化物」です。

炭水化物は、米や小麦、砂糖などに豊富です。簡単に言えば、主食とあまいものです。なかでも白く精製された炭水化物がよくないのは、食物繊維をそぎ落としてしまっているからです。

炭水化物は、腸に入るとブドウ糖という最小の分子に分解されます。そこから体内に吸収され、血液をとおしてすべての細胞に送られ、エネルギーとして使われます。

食物繊維をまとった炭水化物であれば、腸のなかで食物繊維からブドウ糖が切り離されたのちに、ブドウ糖が吸収されます。つまり、消化吸収に時間がかかるのです。

ところが、白く精製されていると分解のスピードが速く、血液中にブドウ糖がいっきに流れ出すことになります。血糖値(血液中の糖の値)が急上昇しやすいのです。こうなると、解糖エンジンが急激に動き、ミトコンドリアエンジンを邪魔することになります。白く精製された炭水化物には、まず白米があります。そして白い小麦粉でつくった食品、つまりパンや麺類、お菓子などです。白い砂糖もこれにあたります。

とくに女性の大好きなスイーツは、〝卵子老化フード〟ともいえるでしょう。小麦粉や砂糖を大量に使っているからです。菓子パンやせんべい、スナック菓子、アメ、チョコレート、ジュースなども〝老化フード〟です。糖質が多く、血糖値を急上昇させます。

だからといって、「絶対にダメ」とはいいません。ストレスも不妊の要因です。たとえば週に1回、デートの際に小さなスイーツを1つだけ食べるのはステキだと思います。大事なのは量と頻度。「週に1回小さなものを1個だけ」と決めて楽しまれてはいかがでしょう。

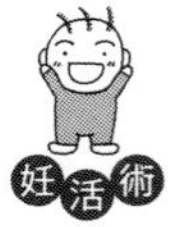

スイーツは週に1回1個だけ

腸のなかに「水素バー」をつくる

食物繊維をそぎ落とした炭水化物がよくないのは、腸内細菌のエサをとりのぞいているからでもあります。

妊娠力を高め、元気な赤ちゃんを産んで、すくすくと丈夫に育てるには、腸内細菌の働きが重要であることはお話ししました。私たちの腸内フローラの組成は生後1年にでき、それを礎に免疫力を高めていきます。腸内フローラの組成は生涯ほとんど変わらないとしても、数の変動は日々起こっています。どのタイプの腸内細菌を増やすのか、それを決めるのは毎日の食事です。あなたの食べたものが、そのまま腸内細菌のエサになるからです。

腸内細菌にとって、最高のエサは食物繊維です。食物繊維をエサにしていると、悪玉菌たちも卵子や精子を老化させる有害物質をあまり発生させないことがわかっています。

しかも、善玉菌や日和見菌たちが腸のなかで発酵を進め、体によい成分をたくさんつくり出してくれます。発酵とは、微生物がエサを得て、人間にとって有益な物質をつくり出す反応のことです。

その有効成分の1つに水素があります。食物繊維の豊富な食事を毎日とっていると、腸内細菌は水素を発生させるようになります。

ご存じのとおり、酸素は水素と結びつくと水になります。人の体内に水素があれば、活性酸素と結びついて細胞の酸化を防いでくれます。しかも、水素には酸化したものを、もとの状態に戻す働きがあります。これを還元力といいます。体内で還元力が働けば、細胞が若返ります。卵子も精子も若返らせることができるでしょう。

最近は活性酸素の害が広く知れわたり、「水素水（水素を充填した水）」や「水素バー（高濃度の水素を鼻から吸い込む装置を導入した施設）」なども人気です。しかし、いずれも高価です。高いお金を出さずとも、毎日食物繊維をたっぷり含む食事をする。そうするだけで、卵子や精子の若返りに効く「水素バー」を自らの腸に持つことができるのです。

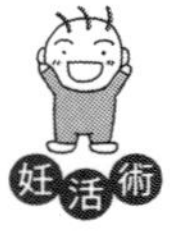

食物繊維をそぎ落とした主食は食べない

〝若返り剤〟は野菜のなかにある

活性酸素の害は、野菜や果物で消すこともできます。野菜や果物の持つ「色素」「香り」「辛み」「苦み」の成分には、抗酸化作用があるからです。その物質を「フィトケミカル」と言います。「フィト」とはギリシャ語で植物、「ケミカル」は化学物質の意味です。

植物は、炭酸ガスを吸収して、酸素を排出します。酸素は酸化を起こすため、植物にとっても危険な物質です。そこで植物は自らの身を守るため、フィトケミカルと呼ばれる抗酸化物質を大量に持つようになりました。

しかも植物は、動くことができません。刺激的な香りや辛み、苦みは、虫や動物たちからすべてを食べつくされることを防ぐ働きがあります。鮮やかな色みは、紫外線から身を守るためのものです。植物にとって自己防衛するためのフィトケミカルは、私たちの体にとっては、活性酸素から大事な細胞を守る〝若返り剤〟になってくれるのです。

すべての植物がこのフィトケミカルを持ちます。ただ、育ち方によって含有量は違ってきます。太陽の光をいっぱい浴びた露地栽培の野菜は、温室のなかで育つハウス野菜より、フィトケミカルが豊富です。「旬」や「盛り」の野菜が体によいといわれるのは、フィトケミカルをたくさん含んでいるからなのです。

つまり、季節外れの高価なハウス野菜にお金を払うならば、お手頃価格の盛りの野菜をたくさん食べたほうが、妊活のための体づくりにはよいといえるでしょう。

なお、フィトケミカルの種類は多彩で、確認されているだけで1000種類以上あるとされます。抗酸化作用のほかにも、フィトケミカルにはそれぞれ健康作用があります。ですから、さまざまな野菜をそろえて食べるのが理想的です。

それを簡単に実践する方法があります「赤」「オレンジ」「黄」「緑」「紫」「黒」「白」という7色の野菜を、1日3食のなかで食べること。色別で考えれば、簡単に多種多様なフィトケミカルを摂取できます。そんな工夫だけでも、卵子の抗老化を図っていくことができます。

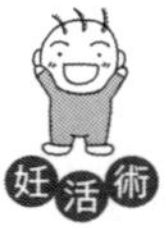

7色の野菜で卵子を若返らせる

7色のフィトケミカルで妊娠しやすい体づくり

色	成分	食品
赤	リコピン カプサイシン	トマト、トウガラシ、スイカ、パプリカ
オレンジ	プロビタミンA ゼアキサンチン	カボチャ、マンゴー、ニンジン、アボカド
黄	フラボノイド ルテイン	タマネギ、トウモロコシ、レモン、キウイ
緑	クロロフィル	ブロッコリ、ホウレンソウ、ピーマン
紫	アントシアニン	ブルーベリー、ナス、黒豆
黒	クロロゲン酸 カテキン	ゴボウ、ジャガイモ、赤ワイン、コーヒー
白	イソチオシアネート 硫化アリル	キャベツ、ネギ、ニンニク、ダイコン

現代人をミイラ化させる悪玉物質ＡＧＥ

最近、酸化の陰に隠れていた老化の新たなしくみが明らかになってきました。それは「糖化」です。たんぱく質と糖質が結びつき、たんぱく質が劣化する反応をいいます。

糖化されたたんぱく質からは、悪玉物質が大量につくられます。それが活性酸素をはるかにしのぐ老化の元凶「ＡＧＥ（終末糖化産物）」です。このＡＧＥが体のあちこちに蓄積すると、ジワジワと老化が進んでいきます。この現象を「スローミイラ現象」と呼びます。

糖化が起こる原因は、糖質の過剰摂取です。糖は解糖エンジンによってエネルギーに変えられますが、消費される以上の糖が体内をめぐると、体内のたんぱく質と結びついて糖化が生じます。人の細胞の主成分はたんぱく質です。卵子も精子も、たんぱく質が豊富な細胞です。つまり、それらもＡＧＥが生じやすい細胞の1つなのです。

ＡＧＥは、もともときれいなたんぱく質に、砂糖をまぶしてベトベトになった状態の物質です。たんぱく質としての働きはすっかり失われています。そればかりではありませせん。ＡＧＥはいったんできてしまうと、なかなか排出されず、体内に長期間とどまります。臓器や組織にべったりと沈着して老化を起こし、そこから病気を生じさせていくのです。

ＡＧＥの害をいちばんに受けやすいたんぱく質の1つは、コラーゲンです。コラーゲンは、体内の全たんぱく質の約30％を占めています。皮膚に多く存在し、弾力やハリをつくることが知られていますが、血管もコラーゲン繊維からなります。したがって、ＡＧＥは血管も老化させてしまうのです。

子宮の働きは、血液とともにあります。受精卵を着床させるフカフカの子宮内膜も、血液からつくられます。卵巣の働きも血管から送られてくる栄養素と酸素が支えています。妊娠には、良質の血液を子宮や卵巣に送ることが欠かせないのです。それには、弾力性の高い若々しい血管が必要なのに、ＡＧＥは血管の弾力を奪って、老化させるのです。

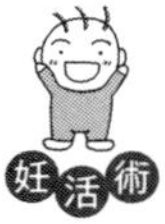

子宮を〝ミイラ化〟させない

糖化は避けなければいけません。これも妊娠力を高める重要事項なのです。

AGEを発生させない食べ方

体内でAGEが発生するのを防ぐには、どうしたらよいでしょうか。

第1には、血糖値の急上昇を防ぐような食品をできるだけ控えることです。各食品の血糖値の上昇の具合は、GI値でわかります。この値が小さい食品ほど血糖値の急上昇を防げます。逆に高い食品を毎日食べたり、大量に食べたりしてしまうと、AGEができやすくなるので注意が必要です。

いちばん避けたいのは、「ラーメン・チャーハンセット」や「うどんとミニ親子丼セット」「パスタとケーキのセット」など、大量の糖質がいっきに体に入り込んでくるようなメニューです。「炭水化物の重ね食い」のような食べ方をすれば、糖化を避けることはできません。

第2には、AGEがたくさん含まれている食べ物をとりすぎないことです。料理のこんがりと香ばしい焦げ色は、たんぱく質と糖質が加熱されて反応して生じたもの。これこそ、まさにAGEです。トーストや焼きおにぎり、グラタンなど、こんがりと焼けた部分は、とてもおいしそうです。でも、そこにＡＧＥが含まれているのです。

また、揚げ物もＡＧＥを多く含む食べ物です。とくにフライドポテトは危険な一品です。ＡＧＥにはいくつかの種類がありますが、そのなかでも最凶のアクリルアミドと呼ばれる発がん性物質が生じています。

「絶対に食べてはダメ」と思えばストレスになります。ですから、外食で好きなものを食べたら、自宅ではＡＧＥの出にくい調理法を選ぶ、とバランスを心がけましょう。

ＡＧＥの出にくい調理法とは、「煮る」「ゆでる」「蒸す」です。高温で加熱しすぎないことがポイント。反対に「揚げる」はＡＧＥがもっとも出やすく、次に多くなるのが「焼く」。調理法の違う鶏肉を同じだけ食べた場合、水炊きにしたときのＡＧＥ値を１とすると、炭火で焼いた焼き鳥は10、油をかけながらあぶり焼きにした北京ダックは20です。

電子レンジも、いっきに高温調理するため、ＡＧＥを発生させやすい調理器具です。

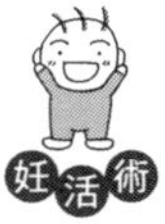

「揚げる」「焼く」より「煮る」「ゆでる」がいい

「白菜と豚肉の鍋」よりも「ちゃんこ鍋」

AGEを体内にため込ませない料理のナンバーワンは、「鍋料理」です。具材をほどよく加熱して食べるこの料理は、AGEが発生しにくいのです。

しかも、フィトケミカルを摂取しやすくなるというメリットもあります。フィトケミカルは、植物の細胞と細胞膜のなかに存在します。そこで、調理の際に細胞膜をこわしてあげると吸収率がよくなるのですが、包丁で野菜を刻む程度では細胞膜はこわれません。ですが、熱を加えるとこわれやすくなるのです。

さらに、野菜を煮ると、細胞の外にフィトケミカルがとけ出します。煮汁まで飲み干せる鍋料理は、フィトケミカルを効率よく摂取するのに理想的な調理法です。

鍋料理というと冬の定番のようですが、わが家では夏でもよく鍋料理をつくります。週に1度は、全身の細胞の若返りを目指して食べたい料理です。

大事なのは、色とりどりの野菜をたっぷりと入れること。「白菜と豚肉の鍋」など野菜を1種類しか使わない鍋よりは、冷蔵庫の野菜室にあるさまざまな野菜を入れてちゃ

GI値の低い食品を選んでAGEをつくらない！

穀物・パン・麺類

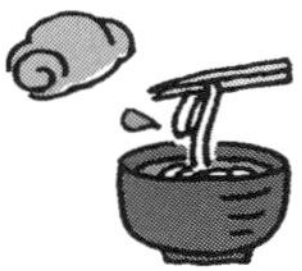

	食品	GI値
高	精白米	81
	食パン	91
	フランスパン	93
低	玄米	55
	全粒粉パン	50
	中華麺	50

野菜・芋類

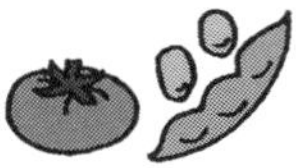

	食品	GI値
高	じゃがいも	90
	ニンジン	80
	トウモロコシ	70
低	サツマイモ	55
	トマト	30
	ホウレンソウ	25

肉・魚類

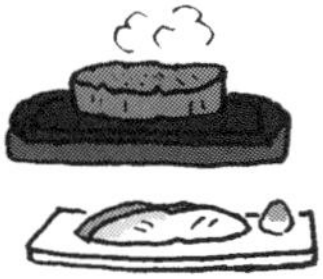

	食品	GI値
高	脂肪の多い肉全般	
低	鶏肉類	45〜49
	青魚類	40前後

乳製品

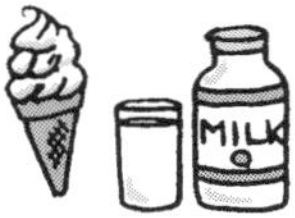

	食品	GI値
高	アイスクリーム	65
低	牛乳	25
	プレーンヨーグルト	25

果物

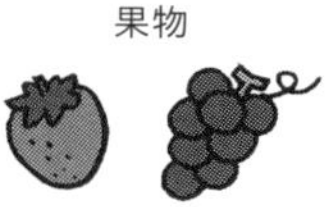

	食品	GI値
高	パイナップル	65
	ブドウ	50
	スイカ	60
低	オレンジ	31
	リンゴ	39
	イチゴ	20

お菓子類

	食品	GI値
高	ドーナッツ	86
	フライドポテト	85
	チョコレート	91
低	ナッツ類	15-30
	プリン	52
	スイートポテト	54

ケーキ・デザート

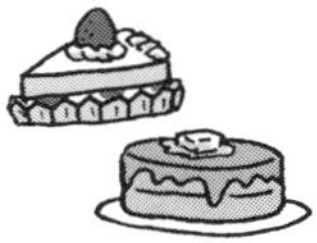

	食品	GI値
高	ショートケーキ	80
	ホットケーキ	80
低	チョコレートケーキ	48

アルコール

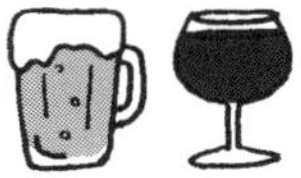

	食品	GI値
高	梅酒	53
低	日本酒	35
	ワイン	40
	ビール	34

ドリンク類

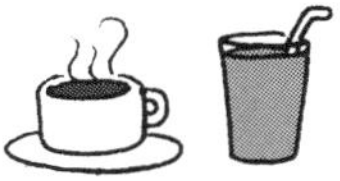

	食品	GI値
高	コーラ	47
	オレンジジュース	43
低	コーヒー	16

最悪な例

ダブル糖質のラーメン＋半チャーハンセット

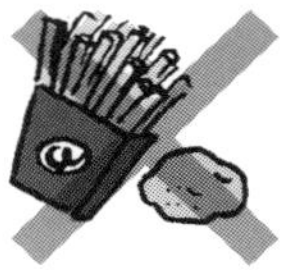

ジャガイモ＋油のフライドポテト

文部科学省・食品データベースより作成

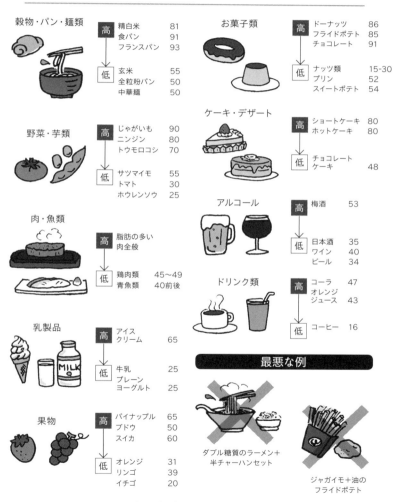

んこ鍋にしたほうが妊娠力アップにはよいことになります。

とくに、具材として加えてほしいのがキノコ類です。キノコには「β-グルカン」というフィトケミカルが含まれます。この物質は免疫力を強くする作用が非常に優れています。

免疫とは、病気を治し、防ぐための人体システムであることはお話ししました。その働きには、健康維持や疲労回復、そして老化予防があります。新陳代謝を活発にして、機能の低下や細胞組織の老化を防ぐ働きがあるのです。つまり、キノコを食べて免疫力を高めるということは、卵巣や子宮の機能の向上にもよいということです。

私は、シイタケ、エリンギ、シメジ、エノキダケ、マイタケなど数種類のキノコたちを食べやすい大きさにしたら、ジッパーつきの袋に入れて冷凍する「冷凍キノコ」を常備し、鍋や毎日の味噌汁に入れて食べることを、自らの若返り策としています。

色とりどりの野菜とキノコで妊娠力アップ！

食物繊維が不足すると「腸もれ」が起こる

私たちが毎日たっぷりの野菜を食べてあげると、腸内細菌はこのうえなく喜びます。腸内細菌たちの大好物である食物繊維をたくさんとり込めるからです。

食物繊維には、水溶性のタイプと不溶性のタイプがあります。

水溶性のタイプは、水を含むとドロドロのゲル状になります。それが細菌たちの非常によいエサになり、腸内での発酵を進めてくれます。腸内発酵が活発になると、健康増進にも若返りにも効く成分をたくさんつくり出してくれるようになります。その1つに「短鎖脂肪酸」があります。短鎖脂肪酸は、腸の働きを高めるうえで重要な成分です。

最近、日本人に増えている腸の症状の1つに「腸もれ」があります。腸粘膜の細胞間に目に見えないほどの細かなすき間が生じ、未消化の栄養素や腸内細菌が、腸壁を通り抜けて血液中にもれ出してしまう症状です。「リーキーガット症候群」とも言い、欧米では体調不良を起こす重大な障害として広く認知されてきています。

腸もれが起こると、体のいたるところで炎症が生じるようになります。未消化の栄養素や腸内細菌などがもれ出し、本来、体のなかにあるはずのないものを発見した免疫細胞たちが攻撃をしかけるからです。このとき、大量の活性酸素も発生することになります。

腸に隣りあう子宮や卵巣などの生殖器も、炎症や活性酸素の害を強く被ることになります。卵子や精子の老化の裏に、腸もれがある可能性は十分に考えられるのです。

なぜ、こんなことが起こるのでしょうか。最大の原因は、食物繊維の摂取不足にあります。エサが不足して腸内細菌の数が減ったり、偏った食事のために腸内フローラが悪玉菌優勢になったりすると、短鎖脂肪酸がつくられなくなるのです。

短鎖脂肪酸には、粘膜細胞を増殖させ、腸壁を丈夫にコーティングするなど、腸のバリア機能を高める働きがあります。この短鎖脂肪酸が、大腸でつくられなくなると、腸に細かな穴があきやすくなるのです。

ちなみに短鎖脂肪酸は、お酢やバター、チーズなどの発酵食品にも含まれます。ただ、これらは小腸ですべて使われます。しかし短鎖脂肪酸は大腸にも欠かせない成分です。そこで、腸内細菌たちが大腸で使われる短鎖脂肪酸をつくり出してくれるのです。

短鎖脂肪酸にはいくつかの種類があり、役割も変わってくるため、多様な短鎖脂肪酸をたくさん産生させることが腸の健康を増進し、生殖器や卵子の老化を防ぐことになります。

なお、短鎖脂肪酸には、幸せホルモンの一種であるセロトニンの分泌をうながす作用もあります。過度のストレスは妊娠をはばみますが、幸福感は妊娠を招きよせます。セロトニンの分泌は副交感神経の働きを高め、生殖器の活性化に役立つからです。

さらに、短鎖脂肪酸の一種である酢酸には、血管を広げて血流をよくする働きがあります。ちなみに、酢酸はお酢にも含まれます。酢の物を毎日食べることも、妊活によい結果をもたらしてくれるでしょう。

水溶性の食物繊維は、ワカメや昆布などの海藻類、もち麦、コンニャク、サトイモ、リンゴなどの果物に豊富です。納豆やオクラ、めかぶ、長いも、モロヘイヤなどのネバネバ食材にも含まれます。毎日、意識して食べるようにしましょう。

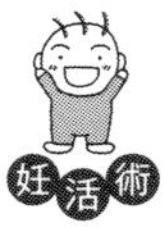

意識して水溶性の食物繊維をとろう

腸のなかは掃除できる

不溶性の食物繊維も、腸の健康に欠かせない栄養素です。この食物繊維は、吸水力に優れ、水を含むと大きく膨らみます。繊維の力も強く、腸管を刺激してその働きを活発にします。そうして腸にある不要物や有害物質をからめとりながら、大便を大きく育てて排泄させ、腸をきれいにします。不溶性の食物繊維は腸の掃除屋さんなのです。

腸から吸収されたものは、細胞に害を与える有害物質も、卵子や精子を老化させる毒素も、血液に流れこんでいきます。だからこそ、腸のなかは常にきれいに掃除しておくことが大事です。それには、不溶性食物繊維を毎日しっかりとることです。不溶性の食物繊維は、玄米や雑穀などの全粒穀物、キノコ類、豆類、海藻類、ゴボウやサツマイモなどの根菜に豊富です。

主食を白米から玄米にかえるだけでも、腸のなかは非常にきれいになります。食物繊維の豊富なこの穀物は、排便力を高めてくれるからです。ほとんどの便秘は、主食を玄米にかえることに加え、良質の水を1日1・5リットル飲むようにすると改善するでしょう。

玄米はビタミンやミネラルもたくさん含みます。玄米を食べれば、厚生省（現・厚生労働省）が提唱した「1日30品目を目標に食べる」という大変なことをしなくても、人の健康に必要な栄養素をほぼ摂取できるとも言われています。

なお、玄米を炊く際には、夏場は8時間、冬は12時間を目安に浸水させることも大事です。全粒穀物である玄米は、他の種子などと同じように一定の植物毒を持ちます。植物毒は、しっかり浸水させることで消え、安心しておいしく食べられるようになります。

「玄米が苦手」という人もいますが、ゴボウやキノコ、サツマイモなど不溶性食物繊維の豊富な食材を玄米に混ぜて炊き込みご飯にすると食べやすくなります。白米に雑穀を混ぜて炊く五穀米もおすすめ。ただ、いずれにしても主食には糖質が多く含まれます。食べすぎれば糖化が心配。妊活中の人は、小さめのお茶碗に軽く1杯程度にしておきましょう。

玄米の炊き込みご飯を食べよう

サプリメントより「菌が生きている味噌」を買いなさい

妊活のために高価なサプリメントや健康食品を使う人がいます。でも、私は思います。「サプリメントにお金をかけるなら、味噌にかけなさい」と。なぜでしょうか。大豆を発酵させる際に使われるのは麹《こうじ》ですが、発酵の過程で麹菌や乳酸菌などのほか、さまざまな土壌菌が味噌にすみつくからです。私たちの身の回りにも空気中にも、土壌菌がいます。それらが味噌にすみつき、大豆の発酵を助けて栄養価の高いおいしい味噌をつくるのです。

一方、私たちの腸にいる菌も大半が土壌菌です。腸内細菌の最大勢力は日和見菌で、そのほとんどが土壌菌の仲間です。理想の腸内バランスは「日和見菌7割、善玉菌2割、悪玉菌1割」。つまり、約7割を土壌菌が占める状態が、妊活にはふさわしいことになります。

味噌を食べれば、土壌菌と善玉菌の働きをどちらも活性化できます。しかも味噌にいる細菌は、私たちの祖先とともにいた菌たちです。私たちの腸内細菌も、親から受け継がれたもの。ですから味噌は、日本人の腸内細菌と相性のよい食品なのです。

腸内細菌は、仲間の菌が入ってくると、それに刺激されて繁殖力を高めます。生後1年で腸にすむ菌のメンバーはほぼ決まってしまいますが、メンバー菌の数の変動は日々起こっています。その変動が、腸内フローラの勢力図を変えるのです。

味噌を食べて腸内フローラが善玉菌優勢になり、大量の日和見菌が善玉菌に味方するようになると、水素や短鎖脂肪酸など、卵子や子宮の老化を防ぐ物質をたくさんつくり出すようになります。ビタミン類の合成力も増しますし、幸せホルモンの分泌量も多くなります。すべて妊活に重要な物質たちです。

一方、高価なサプリメントを飲んでも、腸内フローラの状態がよくなければ、有効成分を満足に吸収できません。しかも、そこに含まれる成分の質と種類は、腸内細菌がつくり出すものにはかないません。まずは腸内環境をしっかり整えるために「菌の生きている味噌」を食べ、サプリメントを使うのはその次にしたほうが、効率的なのです。

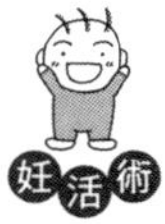

味噌ほどよい腸活の薬はない

妊活によい味噌の選び方

腸活、ひいては妊活において、「味噌選び」は重要な事柄です。ポイントは「熟成」です。しっかり発酵して熟成された、昔ながらの製法でつくられた味噌を選んでください。そこには、日本人の腸と相性のよい土壌菌たちがたっぷりすんでいます。

土壌菌のすごいところの1つは、かたい殻に覆われていることです。そのかたい殻に守られて、酸性度の高い胃を通過し、大腸まで生きて届きます。そして大腸に届くと、殻を破って仲間の菌たちの繁殖を助けるのです。

味噌には乳酸菌もたくさんいます。ヨーグルトなどにいる動物性の乳酸菌は、胃酸に弱く、9割が腸にたどりつく前に死んでしまいます。一方、味噌などにいる植物性の乳酸菌は、腸まで届きやすいことがわかっています。このことも、味噌が腸内環境を整えるうえで非常によい食品だと私が強くおすすめする理由の1つです。

ただし、選んではいけない味噌もあります。それは、添加物の入った味噌です。「だし入り味噌」と銘打つ製品もありますが、「アミノ酸等」と記載されている場合、うま味を刺激する物質を人工的につくり出した化学調味料であることがほとんどです。添加物の摂取については後述しますが、妊活中はできるだけ控えることです。国産大豆、天然塩、麹。この3つだけでつくられている味噌を選びましょう。

スーパーで味噌を買う場合には、パッケージに小さな空気穴がある製品を選んでください。味噌は発酵食品であり、発酵中はガスが出ます。そのガスを逃がすための空気穴です。

反対に空気穴がない味噌は、発酵を止めてしまった製品です。スーパーの陳列棚にあるほとんどの味噌には、この空気穴がありません。そうした味噌は発酵が止められていて、菌が生きていないのです。

妊活のためですから、菌が生きている味噌を食べましょう。インターネットなどを活用して味噌蔵からとりよせるか、自分でつくるかがいちばんです。

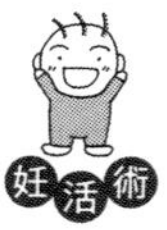

味噌は「おとりよせ」か「自分でつくる」

イソフラボンは本当に妊娠によいのか

妊娠は、女性ホルモンにコントロールされています。ですから妊娠しやすい体づくりには、女性ホルモンの分泌とバランスが重要になります。ところが、女性ホルモンの分泌量は、一生でたったティースプーン1杯程度しかありません。しかも、非常に繊細なホルモンで、ストレスなどが過度に加わると、分泌量が減ってしまいます。そうなっては、妊娠が遠ざかることになります。

そこでたびたび注目されるのが、大豆食品です。大豆に含まれるイソフラボンには、女性ホルモンのエストロゲンと似た作用があります。大豆を食べることによって、女性ホルモンのバランスの乱れを整えることができると考えられています。

ところが最近になって、「イソフラボンのとりすぎは、かえって妊娠を妨げる」などという意見も出てきました。そのため、摂取に迷いを感じる女性は多いでしょう。

結論から言えば「バランスが大事」。たしかに、サプリメントなどを服用して不自然に大量のイソフラボンをとり入れることは、不妊治療の妨げになることもあるでしょう。

イソフラボンのサプリメントを長期間飲み続けた人に、子宮内膜症が多いとの報告もあります。

どんなに体によい成分も「過ぎたるはなお及ばざるがごとし」。これを忘れないでください。人の体は自然の産物であり、妊娠も自然のできごとです。不妊治療をしようがしまいが、妊娠が自然の成り立ちであることは同じです。不自然を体に強いれば、妊娠はどんどん遠ざかることになります。

だからこそ、イソフラボンは食生活のなかから適度に摂取するのが大切です。

日本人にとって、味噌や豆腐、納豆、豆乳、きな粉などの大豆食品は伝統食であり、昔から食べつないできたものです。毎日食べていた昔の女性たちが不妊だったかといえばそんなことはなく、むしろ多産だったことはご存じのとおりです。イソフラボンの豊富な大豆食品を適度に食べることは、バランスを崩しやすい女性の体によいことなのです。

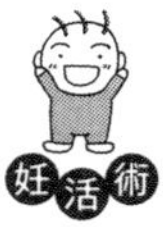

なるべく毎日納豆や豆腐などを食べる

週に1回「ステーキの日」をつくろう

妊娠しやすい体づくりには、細胞の質を高めることも重要です。細胞はたんぱく質が主な原料です。たんぱく質は大豆や肉、魚に豊富です。それらが卵巣や子宮の細胞になるのですから、良質なものを選んで食べるようにしたいものです。

とくに肉の食べ方は重要です。悪玉菌は動物性の脂肪とたんぱく質が大好きですから、脂肪分の多い肉を毎日食べるのはよくありません。また、肉の脂肪は血液中の中性脂肪値を上げるため、食べすぎれば血液をドロドロにする危険性があります。

しかし一方、肉はたんぱく質の宝庫です。たんぱく質は人の腸に入ると、最小分子のアミノ酸に分解されてから、体内に吸収されます。それが細胞の原料として使われます。

人体に必要なアミノ酸は20種類あり、そのうち9種類は人体で合成できないため、食事からとらなければいけません。そこでこの9種類を「必須アミノ酸」と呼びます。肉には人体の欲するように必須アミノ酸が含まれます。アミノ酸バランスのよい食品なのです。

また、肉のコレステロールは、妊娠と生殖に不可欠な性ホルモンの原料になります。こうした肉のメリットとデメリットを理解し、メリットを上手に活かすには、食べる頻度を考えることです。私は妊活中の人には週に1回、カップルで良質のステーキを食べることをおすすめしています。腸を悪玉菌優位にせず、必須アミノ酸の摂取バランスを整え、性ホルモンを増やすには週に1回の頻度がちょうどよいからです。

「今日はステーキの日」と決めたら、それが受精卵の材料になると考え、良質の肉を選びましょう。あまりに安価な肉は、ホルモン剤や抗生物質を多量に含んだエサを食べさせられ、短期間で丸々と太らされた家畜のものです。

なお、焼き肉よりステーキがよいのは、塩コショウのシンプルな味つけで、おいしくいただけるから。一方、焼き肉のタレは、糖化を起こしやすい「果糖ブドウ糖液糖」や、免疫機能を乱す可能性がある人工甘味料を含むものがほとんどです。味つけはシンプルがいちばんです。

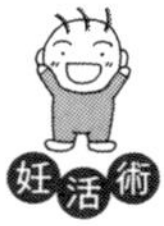

焼き肉よりステーキがいい

油のとり方で細胞の質が変わる

質のよい細胞をつくるには、油脂も大事です。油脂は、細胞膜の原料になるからです。「あぶら」には「油」と「脂」の2種類があります。油は常温で液体を保つものを指し、脂は固体のものを指します。そのため、植物性のものは「油」、動物性のものは「脂」と呼ばれる場合が多くなります。

常温で液体と固体になる理由は、油脂に含まれる脂肪酸の違いです。脂肪酸のなかの「飽和脂肪酸」は常温で固まっていることが多く、「不飽和脂肪酸」は常温では固まりません。

この不飽和脂肪酸の一種である「オメガ3脂肪酸」と「オメガ6脂肪酸」は、人体では合成できないながら、欠かせない栄養素であることから「必須脂肪酸」と呼ばれます。

細胞膜は、脂に含まれるコレステロールも材料にしますが、必須脂肪酸のバランスも重要です。それが細胞膜の質を決定づけるからです。オメガ3脂肪酸は細胞膜を柔軟に保ち、また炎症を抑える作用があります。オメガ6脂肪酸は細胞膜を硬く丈夫にし、炎症をうながす作用があります。柔軟性と丈夫さをバランスよくかねそなえた細胞膜をつくるには、オメガ3脂肪酸「1」に対し、オメガ6脂肪酸は「1～4」の摂取量が理想的です。

ところが現代人の食事はこのバランスが大きく崩れています。サラダ油など家庭内で常用される油の主成分がオメガ6脂肪酸だからです。お菓子やレトルト食品の多くにも含まれます。しかも、穀類や野菜、肉、魚など、あらゆる食べ物に含まれているのです。

一方、オメガ3脂肪酸を含む食品は非常に限られています。そのため、必須脂肪酸の摂取バランスは現代人の場合「1対40」にもなるとされます。

このアンバランスは正すことです。オメガ6脂肪酸は、食事をすれば自然ととれる栄養素ですから、サラダ油などを調理に使用するのはやめましょう。加工食品もできるだけ控え、一方でオメガ3脂肪酸の摂取量を増やせればバランスが整ってきます。

ただ困ったことに、オメガ3脂肪酸は酸化しやすく、亜麻仁油やエゴマ油などは加熱調理には向きません。

加熱調理に向くのは、エクストラ・ヴァージン・オリーブオイル（EVオリーブオイル）です。オリーブオイルは強力な抗酸化物質を豊富に含むため、加熱調理によい油です。

しかも、主要成分はオメガ9脂肪酸であるため、必須脂肪酸のバランスを邪魔することもありません。とくに国際オリーブ連盟（ＩＯＣ）規格のＥＶオリーブオイルは、酸度が0・8％と低いうえ、低温圧搾という昔ながらの方法で、熱や化学薬品を加えずに手間暇かけてつくられています。

なお、オメガ3脂肪酸を豊富に含む油は、毎日、生でとることをおすすめします。生野菜や青菜のおひたし、納豆、味噌汁など、私は何にでも亜麻仁油をかけて食べています。1日に大さじ1杯分ほどが適量です。

絶対にとってはいけない油脂もあります。それはトランス脂肪酸です。人工的につくり出されたこの脂肪酸が細胞膜の材料に使われてしまうと、細胞膜が正常に機能できず、働きを低下させます。活性酸素も発生し、細胞を老化に導くのです。トランス脂肪酸は、マーガリン、ショートニング、大量生産された油、揚げ油、インスタント麺、ラクトアイス、ケーキなどに多く含まれています。

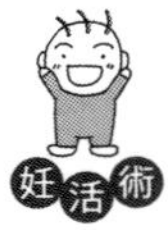

サラダ油・マーガリンは使わない

オメガ3脂肪酸の多い食品をとろう

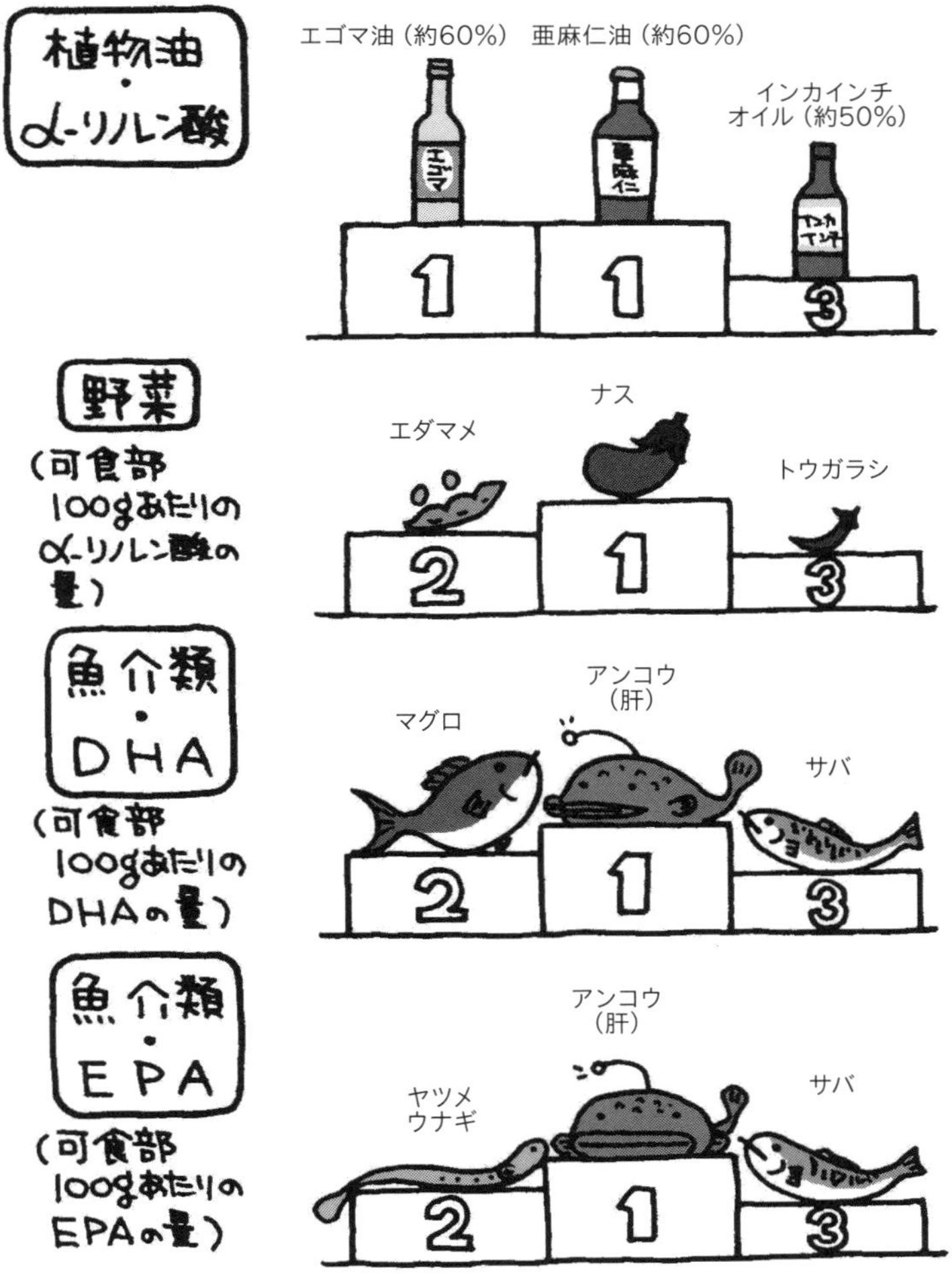

カップ麺、レトルトカレーはやめなさい

本来、食べ物とは生き物です。自然界では、生き物が死ぬと微生物が繁殖し、やがて土にかえります。その栄養分を得て土は肥え、新たな命を生み出します。

一方、私たちが食べたものは、腸に入ると腸内細菌たちのエサになり、やがて土のようなウンコができあがります。一方で、微生物たちは人の健康に大事な栄養素をたくさんつくり出し、宿主の体内に送り込みます。その恩恵を授かり、私たちは今日も生きているのです。

腸内細菌がいなければ私たちは生きられません。現代人に多いがんやアレルギー性疾患、生活習慣病、うつ病などは、腸内細菌の数が著しく減り、バランスが崩れると起こってくることがわかってきています。妊娠力の低下にも腸内フローラの貧弱化がかかわっていることは間違いありません。

それなのに、多くの人は腸内細菌の嫌がるものばかり食べます。命が絶たれた瞬間から腐敗が始まるのが、生きた食べ物。カップ麺やレトルト食品など、常温で長期保存が

できる食べ物は、生き物ではありません。いわば〝ぬけがら〟です。そうしたものでは、生命力あふれる微生物のよいエサや、体の養分にはならないのです。

しかも、保存料（防腐剤）が使われています。使用の目的は、腐敗の防止。微生物の繁殖を止めることです。それが毎日のように腸に入ってくれば、腸内細菌が数を減らすことにもなります。また、アミノ酸（調味料）、着色料、香料、増粘剤、乳化剤なども多くは化学的に合成された物質であり、自然界にないものです。1万年前になかったものは活性酸素を大量に発生させ、腸にいる細菌たちにダメージを与えるのです。

私のこの考えに、反論する人はたくさんいます。私が食品添加物の害を口にすると、決まって食品会社などから、嫌になるほど苦情がきます。反論の内容はこうです。

「食品中の保存料は、人間に摂取された時点で他の食べ物や体内の水分により薄められ、さらに消化酵素によって分解される。腸内細菌の数は、食品中の細菌数よりはるかに膨大である。よって、保存料は食品中の細菌の活動を阻害できるが、腸内細菌の数を減らすようなことにはなりえない」。そして、「保存料などの食品添加物入りの食べ物をたくさんとっていると、腸内細菌が確実に減るというデータはあるのか」と続きます。

しかし、そんなデータを集めずとも、答えはすでに出ています。保存料を使ったものばかり食べている人は、大便の量が決まって少なく、貧弱だからです。人の大便の半分は、腸内細菌やその死がいであることは前述しました。大便とは、自らの腸内細菌を表わす鏡です。その大便が小さいということは、細菌の種類も数も貧弱であることを表しています。

実際、保存料をわずかに添加するだけで、細菌の活動が抑えられることは確認されています。食品に含まれる保存料の量はわずかでも、それを毎日、長期にわたって食べ続ければ、大便量は減っていきます。腸内フローラが貧弱になるのです。

最近は、保存料の害が周知され、「保存料無添加」の食品も増えています。しかし、陳列棚で腐敗が始まっては、商品は売れません。そこで、「日持向上剤」という名の添加物が使われることが多くなってきています。「pH調整剤」「酸味料」「調味料」などです。それらを組みあわせて、細菌の活動を止めるのであって、目的は保存料と一緒。こうした日持向上剤は、コンビニやスーパーの弁当やお惣菜などにも使用されています。

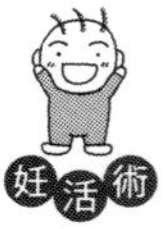

化学合成された食品添加物は口にしない

「亜鉛」はセックスミネラル

男性力は、食べ物である程度コントロールできます。

性欲の強かった江戸時代の男性が〝強精剤〟として好んでいたのがハマグリです。古今東西、貝は女陰にたとえられることの多い食品ですが、ハマグリのような二枚貝は、夫婦の絆の象徴ともされてきました。

赤貝、カキ、ミル貝などの貝類を干したものも、江戸時代の薬屋には置かれていました。干した貝は、惚れ薬にも使われました。干貝は、女性の肉感的な甘酸っぱいにおいがするということで、男たちはその香りをかぐとムラムラしたようです。

なぜ、干貝は強精剤となるのでしょうか。干貝には、チロシンというアミノ酸が多く含まれます。チロシンは、ドーパミンの材料となるアミノ酸です。腸内細菌が豊富で、ビタミンの合成がうまくいっていると、チロシンの摂取時に大量のドーパミンが分泌されます。すると、恋愛欲が高まります。しかも、ドーパミンは男性ホルモンのテストステロンの分泌をうながすので、生殖能力も高揚させるのです。

しかも、貝類には「セックスミネラル」と呼ばれる亜鉛が多く含まれます。亜鉛は精子をつくる材料です。亜鉛をしっかりとっていれば、精子が元気になります。しかし不足すれば、精子の数は減り、味覚障害や老化促進などの弊害も現れます。女性にとっても若返りに大事なミネラルです。

大人の場合、亜鉛は1日20ミリグラムの摂取が必要とされています。毎日、わずか1ミリグラムの亜鉛が少ない食事をしただけで、6カ月後、被験者すべての男性の精子数が減ったという報告もあります。

亜鉛は、貝類のなかでもカキに多く含まれているほか、豚肉のレバーや牛肉、卵黄、たらこ、煮干し、松の実、ゴマ、チーズなどにも豊富です。

とくにカキは亜鉛含有量ナンバーワンの食品で、とくにくん製油漬缶詰は亜鉛の豊富さが知られています。また、毎日の食卓から亜鉛を摂取するには、味噌汁は煮干しで出汁をとり、その出し殻は佃煮や甘辛く炒めて食卓に載せるようにするとよいでしょう。

アルギニンというアミノ酸も精子の材料になり、精力向上に役立ちます。アルギニンは魚の白子に豊富です。肉類やナッツ、大豆、玄米、エビ、牛乳、レーズンにも含まれます。

ヌルヌルする食材にも、精子の材料となるムチンという栄養素があります。たとえば、とろろ芋、生卵、ジュンサイ、ナマコなど食感がヌルヌルしたものや、ウナギやドジョウなどさわった感じがヌルヌルのものです。

夏には、スイカを積極的に食べるのも大事です。スイカにはシトルリンという成分が含まれます。この成分には、ＥＤ治療薬のイアグラの主成分と同じような作用のあることが知られています。すなわち、血管を拡張し、血流量を増やして、アソコを硬くでかくする働きがあるのです。昔から「夏バテにはスイカ」というのは、精力アップにも効くからでしょう。

何よりおすすめなのは、スルメです。アルギニンの他、タウリンやベタインなど強壮効果のある栄養素がたっぷりと含まれます。性欲アップの固まりのような食品です。「今日こそは」と思う夜は、晩酌の肴をスルメにするとよさそうです。

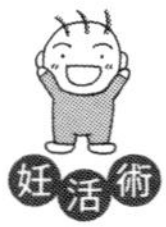

晩酌のおともは「スルメ」や「カキのくん製缶詰」

亜鉛で恋愛力も妊娠力もアップ！

●亜鉛の多い食べ物
大人1食分のおおよその量・亜鉛含有量

		1食分の量（g）	亜鉛の量（mg）
1	カキ	60（5個）	7.9
2	豚レバー	70	4.8
3	牛肩肉	70	4.0
4	牛モモ肉	70	2.8
5	牛レバー	70	2.7
6	鶏レバー	70	2.3
7	ホタテ	60（3個）	1.6
8	ウナギ	80（1/2尾）	1.1

日本食品標準成分表（2015年版 7訂）より作成

酒は「2杯まで」なら妊娠力を高める

妊活中、たばこは血管を収縮させるうえ、含有する化学物質が赤ちゃんの健康に悪影響をおよぼす可能性が高いため、やめたほうがよい嗜好品であることはご存じのとおりです。

では、お酒はどうでしょうか。判断に迷うところだと思います。

結論から言えば、禁酒がストレスになるのならば、やめることはありません。お酒の害以上に妊娠をはばむものは、ストレスだからです。

ただ、量をわきまえる必要はあります。この量は、人によって異なります。アルコールの分解酵素には、個人差があるからです。

お酒を飲んでも顔色が変わらず、飲むことが楽しい人は、分解酵素を十分に持っている人です。こうした人は、休肝日をもうけることがストレスになります。このタイプは、ビールの中瓶半分くらいまでは飲むと免疫力がグーッと上がります。2本までならば、免疫力が阻害される度合いは飲んでいないときと同程度です。ただし、それ以上飲んでしまうと、今度は免疫力を弱めることになります。ですからお酒に強い人の適量は、ビール中瓶なら2本、生ビールなら2杯、日本酒2合、焼酎は2杯までを上限としましょう。

一方、飲むとすぐに顔が赤くなる人は、飲める人の半分程度しか分解酵素を持っていない人です。こうした人は、自分が飲みたいときに、楽しい気分でいられるところまでが適量。お酒も訓練しだいで飲めるようになりますが、このタイプが無理に飲んでいると10倍以上の確率で食道がんになるという統計もあります。楽しく飲めるならば2杯まではは大丈夫だとしても、嫌いな人やストレスを感じさせる人とは絶対に飲まないこと。よくない環境で飲むと、それ自体がストレスになって、妊娠力を低下させます。

さらに、一口飲んだだけでひっくり返ってしまう人は、アルコールの分解酵素をまったく持たない人です。飲めないのですから、飲んではいけません。

いずれも共通するのは、楽しいお酒は血流をよくして「百薬の長」にもなりますが、飲みすぎれば「アセトアルデヒド」という毒素が出て害になるということ。くり返しますが、楽しいお酒を2杯までなら免疫力も妊娠力も高めてくれるでしょう。

「お楽しみ」で飲むのですから、お酒の種類は好きなものでよいと思います。

ただし、缶のお酒を飲む場合には、原材料欄を確認しましょう。「果糖ブドウ糖液糖」

を含むものが多いのですが、これは糖化を進めるので避けることです。人工甘味料のなかには免疫機能を阻害する危険性を持つものもあります。香料を含むものも多いですが、そのほとんどは自然界にはない化学物質。いずれもできる限り避けたいものたちです。

酎ハイなどが好きな人は、缶のお酒はやめて、焼酎と炭酸水、生の果物で自分でつくるといっそうよいお酒になるでしょう。

また、健康効果の高いのは、赤ワインです。赤ワインは、ポリフェノールの宝庫です。ポリフェノールもフィトケミカルの一種で、ブドウの皮や種に豊富に含まれます。大量のブドウを丸ごと使って、酵母によるアルコール発酵で醸造される赤ワインは、抗酸化作用の強い発酵飲料です。ただし、赤ワインであっても、適量は1日2杯までです。

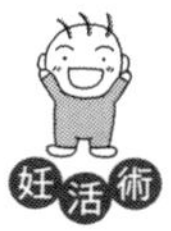

赤ワインはフィトケミカルの宝庫

5章

生活・考え方を変えれば、妊娠力も変わる

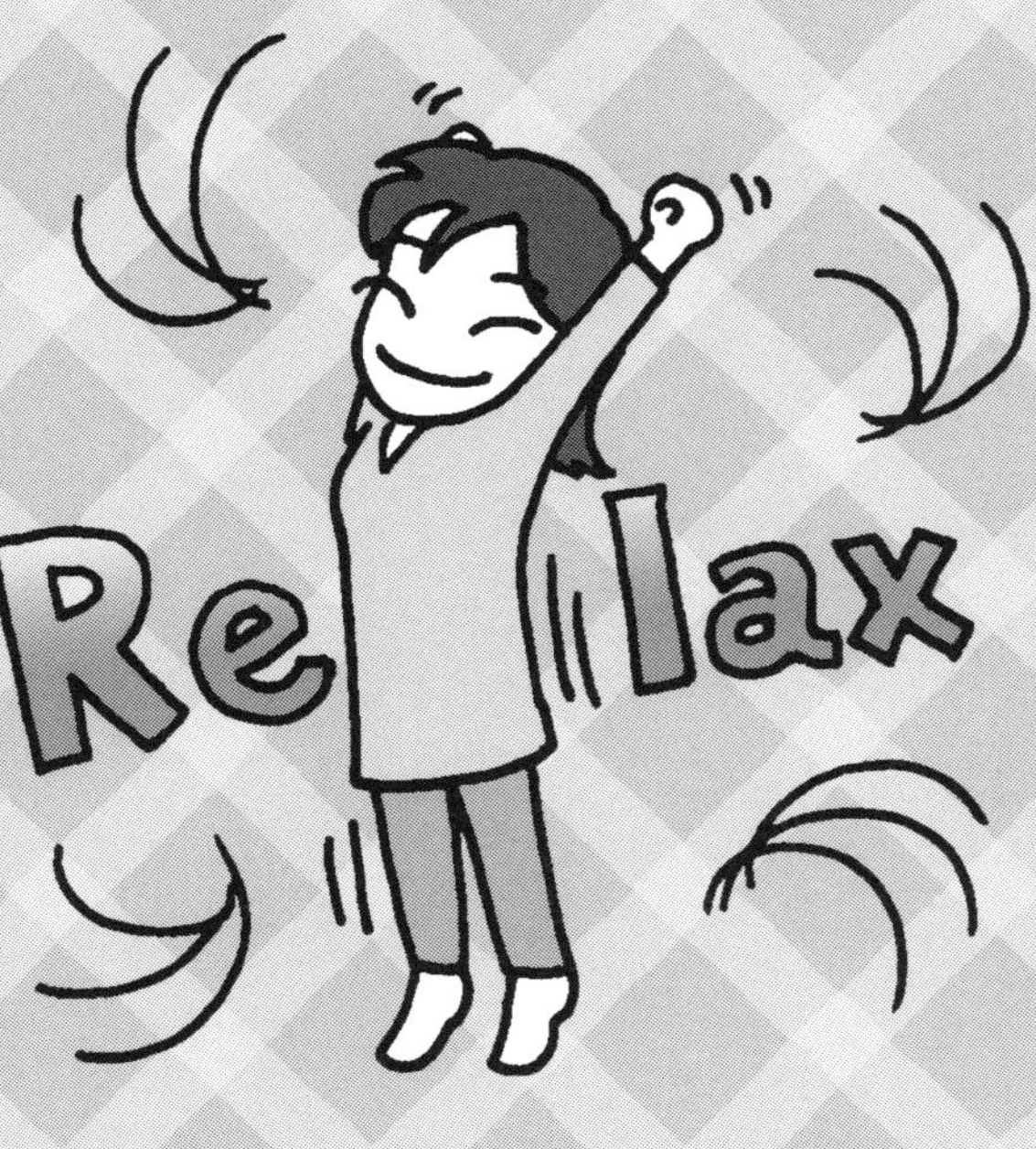

女性の「冷え」は妊娠を遠ざける

女性が妊娠しやすい体になるには、骨盤内の血流が大事です。着床しやすい子宮内膜をつくるには、血のめぐりをよくして子宮内膜をフカフカのベッドのように温かな場所にしてあげることです。薄く冷たいシーツのような子宮内膜では、せっかく受精卵ができても、抱きとめる術もなくすべり落としてしまうでしょう。

ところが、不妊症の女性には、冷え性が目立ちます。冷え性になる原因の1つは、「ミトコンドリアの働きが悪いこと」。つまり、エネルギーの生成効率が悪いのです。

ミトコンドリアは、低糖質・高酸素・高体温の環境でよく働くようになります。この環境を体内で築いてあげることです。それには、糖質を控えた食事と軽い運動、深呼吸が大事です。子宮にたくさんの酸素を送り込んであげるつもりで、仕事の合間に深呼吸をゆっくりと5~6回くり返す習慣を持つだけでも、ミトコンドリアの活性化には効きます。

冷え性の原因としてもう1つ考えられるのは、血のめぐりが悪くなっていることです。

体温は血流によって調整されていますから、血のめぐりが滞れば体温も下がります。同時に、各細胞に送られる栄養素や酸素の量も低下します。こうなると、子宮や卵巣の働きにも影響して、妊娠力を下げることになります。

さらに、冷え性を悪化させる原因に、ストレスがあります。ストレスを一言で説明するならば、「精神的な緊張」。心身が緊張を感じると、交感神経が優位になります。すると血管が収縮し、血のめぐりを滞らせます。子宮や男性器などの生殖器の働きも悪くします。

本来、セックスも妊娠も喜び深いことです。ところが、妊活期間が長くなると、それを負担に感じることが多くなります。「がんばっているのに授かれない」という現実をつきつけられるからです。その心の重しもストレスとなり、体を冷やします。

反対に、気持ちを努めてでも前向きにして、体を冷やさないよう心がけ、副交感神経がしっかり動くように心身に働きかけていくだけで、妊娠力を高めていくことはできるものなのです。

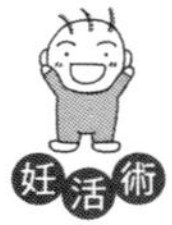

仕事の合間にゆっくり深呼吸する

「ピンクの部屋」で過ごすと女性は若返る

生活のなかのちょっとした工夫が、妊娠しやすい体づくりに役立つこともあります。1つは「色」です。視覚が体に与える影響とは思いのほか強いものです。

妊活中の女性におすすめなのは、「ピンク色」です。ピンク色を見ると「脳が女性ホルモンの分泌をうながす」という研究があります。出産後にピンクの下着を身に着けると、産後の肥立ちがよくなるともいわれています。

こんな実験があります。同年齢の女性2人のうち、1人には水色のカーテンや水色の壁紙、水色の小物をそろえた「水色の部屋」で生活してもらい、もう1人にはピンク色のカーテンにピンク色の壁紙、ピンク色の小物をそろえた「ピンク色の部屋」で生活してもらいました。それぞれの部屋で1カ月間過ごし、その後、肌年齢を測定しました。

結果は、「ピンク色の部屋」で生活した女性のほうが、肌年齢が若返っていたのです。肌と性ホルモンは密接な関係があります。女性ホルモンの分泌量が多い人は、潤いがあり、ピンクっぽい透明感のある肌になります。一方、男性ホルモンの分泌量が多くなると、黄色っぽく、オイリーで、硬い肌になります。女性の体内でも、男性ホルモンは分泌されています。最近は肌が男性化した女性をよく見ますが、それは男性ホルモンの分泌量が多いことを示します。肌は、妊娠力を示す1つのバロメーターなのです。

女性が妊娠力を高めるには、女性ホルモンが必要です。それには、ピンク色を使ってインテリアを整えることでも効果を期待できそうです。

一方、男性の妊娠力を高める色は「赤」です。イギリスのサンダーランド大学のD・フェレリー博士らの研究では、自分の好きな色として赤色を選んだ男子学生は、青色を選んだ男子学生に比べて、男性ホルモンの一種である「テストステロン」のレベルが高かったことを報告しています。また、赤いスポーツカーに乗ったり、赤色のグッズや下着を身に着けたりすると、テストステロン量が増えるという実験結果もあります。

女性はピンクを、男性は赤を暮らしに取り入れる

口角アップで妊娠力もアップ

たとえ、状況が自分の手に負えないように思えても、「自分の力でなんとかする」という意識を持つようにすれば、そこから人生を変えていくことができます。人は、世界に対する見方を変えることで、新たな選択を生み出す能力を持っているからです。

「赤ちゃんはまだ?」という世間の声も、妊活に協力的とは感じられない夫の態度も、自分ではどうにも処理できない問題に感じます。人は、家族やコミュニティなどの枠組みで過ごすため、人との関係に息苦しさを感じることがあります。そのうえ、「妊活を成功させるため」と自分を律するルールをつくれば、さらに身動きできない思いになってしまうでしょう。

そんななかでも、自分を自由にしてあげることはできます。世界に対する見方やとらえ方を変え、「自分で考えて決定できる」という自由な意志を持つことで、精神的にも安定し、不安や不満がなくなるということです。

妊娠に大事なのは、「笑うこと」です。笑顔は、自分の意志で妊娠を近づけるおおいなる力となるでしょう。笑うと妊娠が近づくのは、ストレス時に分泌されるコルチゾールなどのストレスホルモンが減り、その減ったぶんが女性ホルモンの分泌に変わるためです。

妊活中は、努めてでも楽しくゆったりとした気持ちで過ごすことをおすすめします。いろいろ大変なことがあっても、それに打ち勝つ対処術を心得ている人が、性ホルモンの分泌バランスを整え、細胞の若さの維持につながると思うからです。

ですから、あんまりストイックに暮らすより、お酒も多少は飲んで、たまには大好きな友人とおしゃべりしながらご飯を食べ、休日には趣味に没頭するなど、陽気に楽しく暮らしましょう。そのほうがストレスも少なく、妊娠力を高められます。

たとえおもしろいことがなくても、口角を上げて暮らすだけで、妊娠力は違ってきます。脳とは単純な臓器であるため、人が笑顔をつくると、「楽しいことがあったんだ」と勘違いし、副交感神経のスイッチを入れてくれるのです。今日から口角を上げて暮らしましょう。

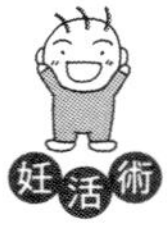

ストイックにならず、ゆるゆると暮らす

笑いは性本能をよみがえらせる

妊娠力は腸内細菌の働きに連動し、腸内細菌の働きは免疫力を左右します。妊娠力も免疫力も、人の生物としての生命力の高さを表わすものであり、体と心の総合的な働きによって高められるものです。

その総合的な働きは、たった1つの行動で上向きに持っていくことができます。それが「笑うこと」です。

笑いには大きくわけて「快の笑い」「社交上の笑い」「緊張緩和の笑い」の3種類があります。もっとも進化した笑いは「快の笑い」です。この笑いは、大脳だけでなく、生命のコントロールセンターである脳幹も刺激します。脳幹は「原始脳」「爬虫類脳」とも呼ばれ、進化的にもっとも古い時代にできた脳です。人間の性行動はこの脳がつかさどっています。

日本人にセックスレスが増えているのは、大脳が発達しすぎたからです。進化の過程であとから出てきた大脳皮質が古い脳を包み込んで隠し、本来の獣としての性本能を抑えてしまったのです。

種牛でも家畜小屋にしばらく入れておくと、セックスをしなくなります。しかし、野に放たれると元気がよみがえってきて、セックスに励むようになります。つまり、大脳の働きを弱めて爬虫類脳をおおいに刺激すると、セックスするようになるというわけです。

自然とともに暮らしていたかつての日本人も、爬虫類脳を働かせてセックスしていました。ところが今は、大脳で考えながらセックスしますから、思考が先にたち、気持ちよさや喜びから遠ざかっていってしまうのです。それは「セックスはめんどう」という思いを強めさせます。爬虫類脳が刺激されないので、セックスにガツガツもできないし、野性的にもなれないし、楽しめないのです。

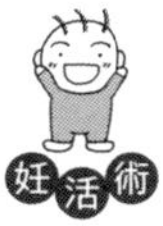

よく笑う人は、セックスも楽しめる

性本能をよみがえらせるには、笑いの力が必要です。たくさん笑うと、爬虫類脳を刺激できます。それがうっとりするようなスキンシップをもたらしてくれるでしょう。

「大声で1時間笑う」のすごい効果

「快の笑い」は副交感神経を高ぶらせ、交感神経の働きを低下させます。つまり、とてもリラックスした状態になります。生殖能力を高める状態に入れるのです。

反対に、人に協調したり、人からの攻撃を防御したり、人を攻撃したりするための「社交上の笑い」は、交感神経を緊張させ、刺激します。緊張がゆるんだときに出る「緊張緩和の笑い」もまた交感神経を優位にします。同じ「笑い」でも、その種類によって体におよぼす影響、とくに免疫力や妊娠力などにおよぼす影響が異なってくるのです。

では、妊娠力を高めるには、具体的にどんな笑いがよいでしょうか。

まず、「楽しく笑う」ことが出発点になります。そして「大声で笑う」に発展できるとさらに効果的です。「大声で笑う」と、横隔膜の上下運動と腹圧の増減によって内臓が刺激されます。とくに、小腸や大腸の蠕動運動が活発になります。その結果、血流もよくなり、大脳の前頭葉に興奮が起こります。この刺激が爬虫類脳に伝わるのです。

爬虫類脳を刺激した情報は、ドーパミンなどの幸せホルモンを分泌させ、それが血液やリンパ液を通じて全身に流れるとともに、免疫細胞を活性化させるのです。

「快の笑い」が免疫力を高めるという事実は、世界の研究者たちによって調査・報告されています。ただ、興味深いことに、1時間笑っているとほぼ全員の免疫力が高くなったのに対して、3時間の笑いでは免疫細胞の活性が低下した人が見られたのです。つまり、妊娠力を高める笑いとは、「大声で1時間笑う」のがよいということです。

笑う題材は、自分が好きで心から笑えるものならなんでもよいでしょう。私は落語が好きなので、週末には落語のテープを聞きながら1時間大笑いする時間をつくっています。自分の生命力を高めるための笑いです。気持ちを前向きに笑わせてくれるものだと、なおよいと思います。お笑いのDVDでもよいし、コメディ映画でもよいでしょう。週末にはカップルで大笑いして、2人の時間を楽しむ。そんな時間も妊娠力を高めてくれますよ。

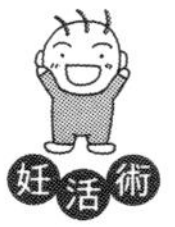

週末には2人でお笑いを観る

イメージトレーニングで妊娠力をアップ

現代はストレスで満ちています。そのため、現代人は免疫力を低下させがちです。そうした時代だからこそ、何ごともよい方向で考えるポジティブな思考が大事になります。

私は7人の協力者をつのって、ポジティブ思考が免疫力をどのように上昇させるのか、実験したことがあります。30分間目を閉じてもらい、沖縄のサンゴ礁をイメージしてもらうトレーニングをしたのです。といっても、「サンゴ礁が美しいですね」「熱帯魚が気持ちよさそうに泳いでいますね」と言葉かけをする簡単なトレーニングです。結果は予想以上でした。全員の免疫細胞の活性が上がっていたのです。

免疫細胞のなかでも活動力の高いNK細胞とイメージの関係については、近年、研究が急速に進んでいます。さまざまな病気の診断にPET（陽電子放射断層撮影法）が使われていますが、被験者に何かイメージしてもらい、脳の働きを観察した研究があります。イメージ中には、感情をつかさどる大脳辺縁系をはじめ、聴覚野、視覚野、感覚野などで実際に体験しているときと同じような部位が同じように活動していることがわかったのです。

しかも、そのイメージによって働いた脳は、内分泌系や自律神経系にも作用し、ホルモン類を放出し、心拍数、発汗作用、血圧や唾液の分泌にまで影響していました。

こうしたイメージによる身体機能への影響は、そのイメージが鮮明であればあるほどより大きな変化となって現れることが証明されています。イメージを鮮明にするためには、音声やにおいなどが大きな助けになることも明らかにされています。

「赤ちゃんを抱っこすると妊娠しやすくなる」と、聞いたことはないでしょうか。あながちウソではないと思います。赤ちゃんを抱っこすることで、「赤ちゃんと私」のイメージが鮮明になるとともに、女性ホルモンの分泌が増え、その愛らしさにリラックスするのでしょう。そんなふうに、「近い未来の私」をポジティブで楽しい気持ちでイメージすることも、妊活にはとてもよいことです。

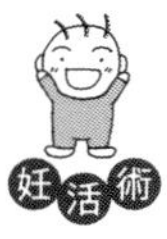

「近い未来の私」をポジティブにイメージする

激しい運動は妊娠を遠ざける

妊活には「運動も大事」とは、よく聞くことですよね。なぜ妊活に運動が必要なのか、考えたことはありますか?

第1には、腸の働きをよくして腸内細菌たちに妊活に大事な栄養素をたくさん合成してもらうため。第2には、血流をよくして子宮に〝フカフカのベッド〟をつくるため。第3には、ミトコンドリアの働きを活性化してエネルギー代謝をよくし、冷え性を改善するため。そして第4には、ストレスを発散して副交感神経を働かせ、リラックスした気持ちをつくるため。この4つの働きを活性化するために運動が必要なのです。

ですから、この4つの条件を満たすような運動が、妊活によい方法です。運動の方法は、何かにこだわるのではなく、好きなことをやるのがよいと思います。「好き」「楽しい」という気持ちは、心を前向きにしますし、体にもよい影響を与えます。腸も活発に動きます。

今の日本は〝1億不健康時代〟になったといわれます。テレビだけでなく、女性誌でも男性誌でも、新聞でも、そしてインターネットまでも、健康に関する情報を流しています。

しかし、その情報は私たちの健康的な生活習慣に正しい「知識」と「情報」を必ずしも伝えておらず、国民はいろいろな情報にとまどい、振り回されてしまっています。

運動は妊活に大事なことは誰にでもわかることです。しかし、「妊活にはこれがいい」「あれはダメ」「1日何分以上これが必要」と、いろいろな情報が入り乱れて流れてくると、何が本当かわからなくなり、運動する気持ちが失われてしまいはしないでしょうか。

私は「理屈はあとにして、まず体を動かしてみましょう」と提案したいと思います。結果、快便になり、冷え性が改善され、気持ちが明るくなってきたのなら、その運動は成功。好きなこと、気持ちよいことは「がんばろう」と思わなくても続けられるものですよね。

反対に「がんばりすぎない」ことも大事。体に強い負荷を加える運動は、ミトコンドリアに過度の負担をかけるため、活性酸素が大量に発生し、妊娠を遠ざけやすいのです。

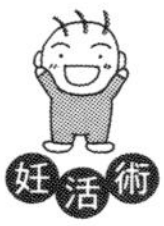

好きな運動を「ほどほど」に楽しもう

妊活の決め手は朝の過ごし方にある

早朝は「自律神経の嵐が吹く」とも言われます。朝は、副交感神経から交感神経への切り替わる時間帯であるため、自律神経の働きが乱れやすいのです。

自律神経の交感神経と副交感神経のバランスは、振り子のようなものです。日中に交感神経が大きな振り幅で働けば、夜間、副交感神経も活発になります。ところが、交感神経の振り幅が小さいと、副交感神経もダラダラとしか働けなくなるのです。それほど大事で、しかし乱れやすい自律神経のスイッチを押すのが、私たちの朝の過ごし方です。

まず重要なのは、起きたらすぐに朝陽を浴びること。朝陽は自律神経を切り替える最強のスイッチになります。朝陽という目から入った強い光は、爬虫類脳の内部にあり、自律神経の司令塔である「視床下部」にダイレクトに伝わり、自律神経の働きを活性化させます。そのとき、腸に新鮮な空気を送るつもりで、深呼吸を5～6回くり返してください。それによって、腸もすっきりと目覚めさせてあげましょう。

もう1つ大事なのは、朝ご飯です。朝食も自律神経のバランスを整えるための重要なスイッチです。朝食に必ず加えてほしいのは、野菜をたっぷり入れた味噌汁です。

味噌は腸内細菌の働きを活性化しますし、抗酸化作用に非常に優れた食品です。その味噌と腸内細菌の大好物である食物繊維をたっぷりとれる味噌汁は、妊娠力の向上にふさわしい料理です。具は冷蔵庫にあるものでよいですが、「ワカメ」「豆腐」「キノコ」の３種類は味噌汁の定番の具とし、あと２種類ほど野菜を加えます。目安は、鍋に箸が立つくらい。そんな野菜たっぷりの味噌汁を１杯食べれば、おなかもポカポカと温まり、快便効果も高まります。そこに、焼き魚や目玉焼きなどのたんぱく源、ミニトマト、ちぎったレタスやブロッコリースプラウトを加えるだけで、妊活には立派な朝食のできあがりです。

反対に、菓子パンやインスタントのスープ、冷凍食品などは、食品添加物やよくない油が多く使われていて、妊活力を下げるメニューです。気をつけましょう。

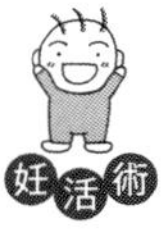

朝食には野菜たっぷりの味噌汁を食べる

交感神経と副交感神経の働き

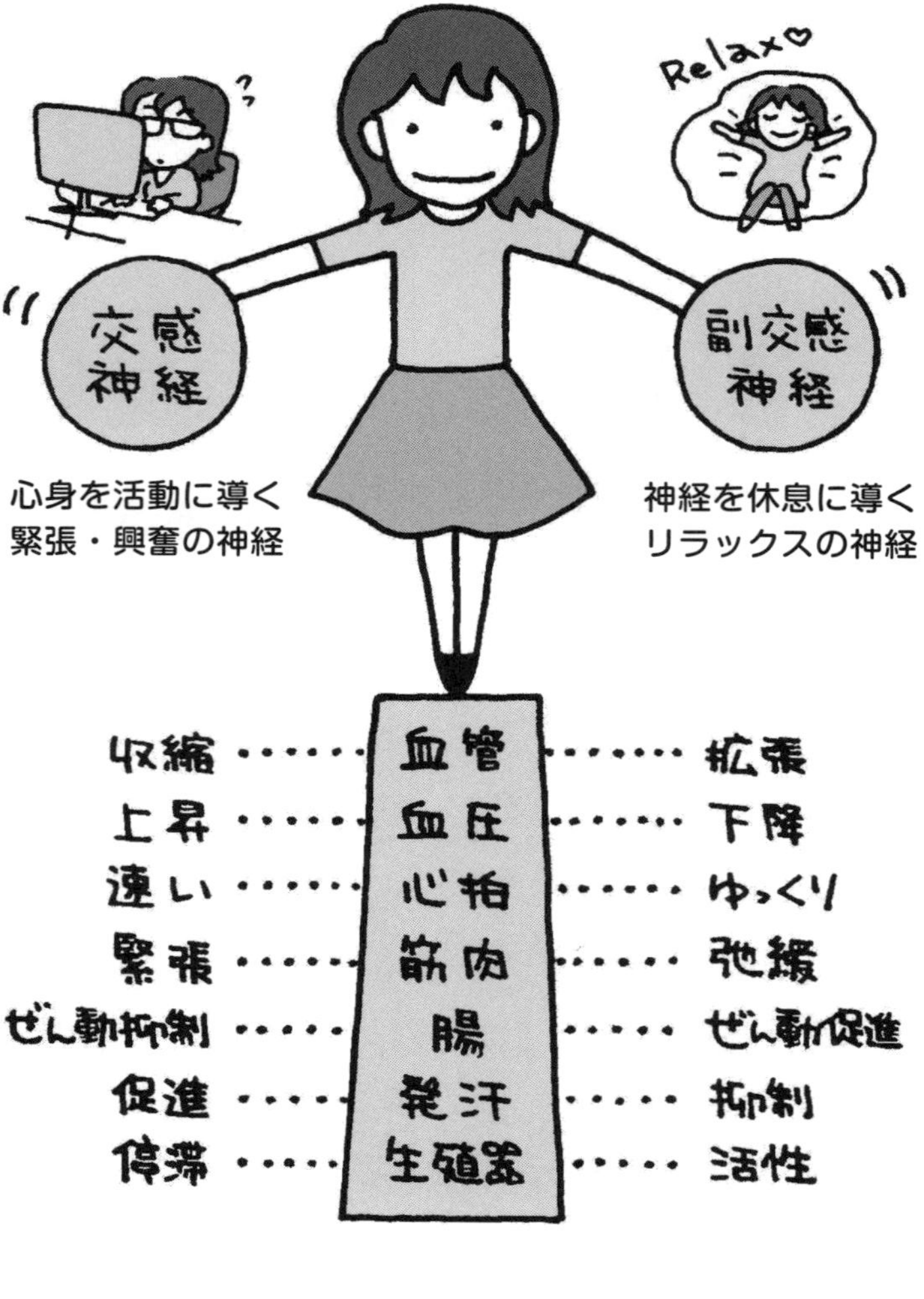

妊活に焦りは禁物です

「妊活について、女性たちはどんなことを悩んでいるのだろう」と、本書を記すにあたり、インターネットの世界をのぞいてみました。驚いたのは20代後半の女性たちも「30代になると妊娠率が下がる」といって「時間がない」と治療を行っていることでした。

不妊とは、「妊娠を望む健康な男女が避妊をしないで性交しているにもかかわらず、一定期間妊娠しないこと」を指します。この「一定期間」が以前は「2年」だったのに、今では「1年」にかわっています。でも1年って、男女が愛を育むのになんだか性急すぎはしませんか。それでは出会ってすぐに「子づくりのためのセックス」を始め、1年後には「不妊症だわ！」と女性は焦りを感じることになります。実際、不妊治療外来は長時間待つのはあたりまえの、受診がもっとも過酷な診療科となっています。

妊娠を望んでいないカップルが簡単に妊娠するのに、妊娠を心から望んでいるカップルはなかなか妊娠しないというのは、よく聞くところです。そこには「年齢」だけでなく、「プレッシャー」すなわちストレスという要因が入り込んでしまっていると思います。

心からとろけるようなセックスは副交感神経を優位にし、生殖能力をおおいに発揮させます。しかし、妊娠をプレッシャーに感じながらのセックスではどうでしょうか。交感神経が働いてしまい、生殖能力を削いでしまいます。

最近知り合ったご夫婦も、長い間不妊に悩んでいたそうです。今ではかわいい男の子を授かり、幸せにしていますが、「妊活中のセックスは変だった」と笑って話してくれました。

夫が射精を終えると、すかさず妻を丸裸のまま逆立ちさせていたそうです。「セックス後に女性が逆立ちをすると妊娠しやすくなる」というデマを信じていたといいます。「都市伝説のような話でも、藁《わら》をもつかむような思いになってしまって」とその夫婦は言いました。妊活の焦りは、ときに人をおかしくすることがあります。

不妊症の女性には、1つ大きな特徴があるといいます。それは「まじめ」であること。熱心になりすぎてしまうのです。しかし、妊活に熱心になりすぎてしまうと、ストレスが膨らむばかりでなく、相手の思いをときに置きざりにしやすいことは忘れないでください。

私だったらストレスを感じてきたら治療を1回お休みして、そのお金で夫婦で身も心もリラックスできるような温泉旅館に泊まりに行くでしょう。そのときだけは子づくりは忘れて2人だけの時間を楽しみます。温泉で心身を癒やし、おいしい料理を腹八分目に食べ、お酒もほどほどにいただいて、たくさん笑ってください。男性の場合、精子は熱に弱いため、セックスの前に温泉に入るのではなく、夕食の前に入っておくとよいでしょう。

そうして静かな部屋で、浴衣姿という奥さんのエロティックな姿をしばらく眺めさせ、さりげないボディタッチから始めていけば、男性は前頭葉も爬虫類脳もおおいに刺激され、とろけるようなセックスにいたれるでしょう。

男とは女性が思っている以上にナイーブな生き物です。不妊という現実を突きつけられると生殖能力を下げてしまいます。これは生物としての男のサガであり、どうにもならないことなのです。妊娠を望む女性は、そのことを理解したうえで、ナイーブで単純な男を手のひらの上で転がすくらいの余裕を持って、ゆるゆると暮らしてほしいなと思います。

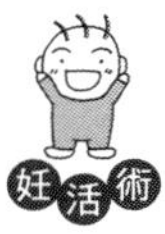

ときには夫婦で温泉旅行をしよう

おわりに

妊活において何より大事なことは「人間らしい暮らし」です。では、「人間らしい暮らし」とはなんでしょうか。10項目にまとめてみました。

- 朝食を食べ、立派な大便をする
- 栄養のバランスをうまくとる
- 十分な睡眠をとる
- たばこは吸わない
- 大酒を飲まない
- ほどほどに運動する
- 働きすぎない
- たくさん笑う

- ゆるゆると生き、ときには自然のなかに出かける
- 除菌・殺菌をしない

とくに大事なのは食事です。私たちの細胞も、健康を守ってくれる腸内細菌も、みんな食べたものからつくられています。食物繊維がなければ腸内フローラの働きは増進されません。良質な脂質やビタミンがなければ性ホルモンも幸せホルモンもつくられません。

産婦人科医で池川クリニック院長の池川明さんは、子どもには「胎内記憶（出生前記憶）」があり、「赤ちゃんはお母さんを選んでやってくる」と広く伝えています。「どうやってお母さんを選ぶか」という話をたくさんの子どもたちから聞いているそうです。なかでもいちばん多いのは「優しそうだから」。優しくて幸せそうなママのもとに、赤ちゃんは行きたいと願うのです。

赤ちゃんの大好きな優しくて幸せそうな人柄をつくるのは、ホルモンです。ホルモンの材料となる栄養素をつくるのは腸であり、腸内細菌たちです。腸内細菌を大事にできない人は、幸福感も遠ざかってしまうのです。

昔の日本人が多産だった理由は食事面が大きかったのだろうと、私は思っています。主食は玄米、副菜は梅干しやぬか漬け、簡単な野菜料理という粗食だったけれども、新鮮で生命力の高いものを食べていました。それこそ腸内細菌の大好物です。腸内フローラが良好であれば血液の循環もよくなりますから、母乳もたくさん出ました。

開国後、日本にやってきた外国人が「こんなに母乳が出る民族は見たことがない」と驚いたという逸話も残っています。

現在の日本は飽食の時代になりました。でも、飽食を支えているのは、蓋を開けるだけ、お湯を注ぐだけ、電子レンジでチンするだけで食べられるように食品添加物で操作された〝ぬけがら〟のような食べ物です。

それらは科学がつくり出したものであり、文明の産物です。文明というオリのなかでしか生きられなくなった家畜化した人間の、まるでエサのように私には感じられるのです。

種牛も畜舎のなかで与えられるエサだけを食べて生きていると、生殖能力を失うことはお話ししたとおりです。そんな種牛も自然に放たれ、土から生えた草を食べるようになると赤ちゃんをたくさんつくるようになります。

人も同じなのです。文明が与えるエサのような食べ物を「おいしい」と食べているようでは、生殖能力は宿らないでしょう。

ここの考えを改めずに妊活に励んだところで、それは形だけ。中身のない活動に魂はこもりません。それなのに、「不妊治療をして、薬やサプリメントを飲んでいれば妊娠できる」と考えるのは、違うと思いませんか。医者まかせ、薬頼みでは絶対にいけないのです。

妊活に熱心になるならば、「人間らしい暮らし」をまず自ら実践すること。ここを大事にしてこそ妊娠しやすい体づくりがかなうのであり、将来も健康でいられる赤ちゃんを産んであげられるのです。

藤田紘一郎

2018年3月吉日

藤田紘一郎（ふじたこういちろう）

1939年、旧満州生まれ。東京医科歯科大学医学部卒業。東京大学医学系大学院修了。医学博士。金沢医科大学教授、長崎大学教授、東京医科歯科大学教授を経て、現在東京医科歯科大学名誉教授。専門は寄生虫学、熱帯医学、免疫学。1983年、寄生虫体内のアレルゲン発見で小泉賞を受賞。2000年、ヒトATLウィルス伝染経路などの研究で日本文化振興会・社会文化功労賞、国際文化栄誉賞受賞。主な近著に『最新！ 腸内細菌を味方につける30の方法』、『腸をダメにする習慣、鍛える習慣』『人の命は腸が９割』『体をつくる水、壊す水』『ヤセたければ、腸内「デブ菌」を減らしなさい！』（以上ワニ・プラス）ほか。

生まれてくる赤ちゃんの健康まで考えた
腸から始める妊活のススメ

2018年4月20日　初版発行

著　者　藤田紘一郎
発行者　佐藤俊彦
発行所　株式会社ワニ・プラス
〒150-8482　東京都渋谷区恵比寿4-4-9 えびす大黒ビル7F
電話　03-5449-2171（直通）
発売元　株式会社ワニブックス
〒150-8482　東京都渋谷区恵比寿4-4-9 えびす大黒ビル
電話　03-5449-2711（代表）
印刷所　中央精版印刷株式会社
ブックデザイン/DTP　喜安理絵
イラスト　あべゆみこ
構　成　高田幸絵

　ISBN 978-4-8470-9670-9